Au Docteur Budin
chef de clinique obstétricale,
témoignage de reconnaissance
pour l'intérêt qu'il veut bien
porter à mon fils Paul
Bitot

ESSAI

DE

TOPOGRAPHIE CÉRÉBRALE

PAR LA CÉRÉBROTOMIE MÉTHODIQUE

2)

ESSAI

DE

TOPOGRAPHIE CÉRÉBRALE

PAR LA CÉRÉBROTOMIE MÉTHODIQUE

CONSERVATION DES PIÈCES NORMALES ET PATHOLOGIQUES

PAR UN PROCÉDÉ PARTICULIER

---

avec 7 figures dans le texte et 17 planches

Par le Dr BITOT

Professeur d'anatomie à l'École de Médecine de Bordeaux.

PARIS

Aux bureaux du PROGRÈS MÉDICAL
rue des Écoles, 6.

V. ADRIEN DELAHAYE, Libraires-Éditeurs
Place de l'École-de-Médecine.

1878

ESSAI DE TOPOGRAPHIE CÉRÉBRALE

PAR LA CÉRÉBROTOMIE MÉTHODIQUE

CONSERVATION DES PIÈCES NORMALES ET PATHOLOGIQUES

PAR UN PROCÉDÉ PARTICULIER

« *Non fingendum aut excogitandum sed inveniendum quid natura ferat vel faciat.* »

BACON.

« Sans l'acquisition préalable de connaissances solides et précises en anatomie normale, il eût été téméraire de nous engager dans le domaine que nous devons parcourir ensemble.

» La subordination par un côté de l'anatomie pathologique à l'égard de l'anatomie normale, est en effet surtout manifeste dans toutes les questions relatives à la pathologie cérébrale. »

(CHARCOT, *Localisations dans les maladies du cerveau*, 4e leçon, p. 42.)

INTRODUCTION

La question de la localisation des maladies cérébrales est sérieusement à l'ordre du jour; l'expérimentation et la clinique l'ont placée sur son véritable terrain : celui qui tombe sous nos sens.

Pour la faire avancer, les vérités suivantes, positives ou négatives, doivent nous servir de phare.

A. — On ne connaît pas encore au juste la constitution de la substance corticale du cerveau. On connaît moins encore celle de la substance blanche ou médullaire, bien qu'elle ne soit formée que d'éléments simples, fibres ou tubes. Ces fibres sont certainement arrangées entre elles, mais elles le sont, pour nous actuellement, d'une façon inextricable.

B. — Dans le cerveau, comme dans les autres parties de l'économie, rien ne se fait au hasard; il y a des conditions anatomiques générales qui président, soit au développement, soit au mode de répartition des lésions. (Charcot.)

C. — Ces conditions anatomiques générales procèdent systématiquement, c'est-à-dire que, sous leur influence, les éléments nerveux matériels, amorphes ou configurés, se placent fatalement dans tel ou tel point, dans telle ou telle région déterminée.

D. — Dans la moelle épinière, l'existence des lésions systématiques est démontrée. (Vulpian.) L'anatomie pathologique, éclairée par la clinique, est parvenue à décomposer la moelle en un certain nombre de départements et d'organes secondaires. Ces lésions, ces localisations spinales, coïncident avec des syndrômes, avec un ensemble déterminé de symptômes; maladie, physiologie, anatomie marchent ici systématiquement de concert. Il doit en être de même dans le cerveau.

E. — Il faut se mettre à la recherche de ces localisations, de ces lésions systématiques. Sur le terrain où nous sommes, elles constituent le simple par lequel on doit toujours s'efforcer de passer pour arriver au composé.

F. — Dans le cerveau, la circulation artérielle est centralisée; elle est décentralisée dans la moelle; elle est mixte dans la moelle allongée (pédoncules cérébraux, protubérance, bulbe). Dans le cerveau, trois artères seulement (surtout la sylvienne ou cérébrale moyenne) dominent la situation. Ces artères se partagent cet organe qu'elles divisent en deux départements tout à fait distincts : l'un, caché, profond et ganglionnaire; l'autre, superficiel ou cortical. Les vaisseaux de ces deux départements ne communiquent pas entre eux. (Duret.)

Ceux de la région superficielle, à leur tour, se partagent les circonvolutions en trois bassins ou territoires, à peu près complètement indépendants. Le bassin de la sylvienne ou cérébrale moyenne est le plus étendu; il embrasse toute la portion directement commissurée, la portion méso-lobaire. Les autres artères se rendent surtout dans les cornes. Or, comme ces cornes ne sont, pour ainsi dire, que des parties surajoutées, il en est ainsi des artères qui leur appartiennent.

La sylvienne constitue donc l'artère principale du cerveau. Tous les centres moteurs psychiques, connus aujourd'hui, se trouvent dans son domaine. (Duret.)

Il résulte de ce qui précède, que les maladies chroniques, très lentement développées, ne contribueront pas, ou ne contribueront que bien exceptionnellement à la solution du problème des localisations cérébrales, parce qu'elles n'apportent pas de troubles sérieux dans la circulation; d'autre part, comme les troubles circulatoires, soit par arrêt (thrombose, embolie), soit par rupture (hémorrhagies) retentissent habituellement sur une vaste surface, ils ne peuvent fournir à l'observation qu'un ensemble de phénomènes hétérogènes, plutôt propres à obscurcir qu'à éclairer la question. (Charcot.)

C'est pourquoi cette question a été jusqu'à présent insoluble pour le médecin.

La solution est surtout du ressort de l'expérimentation, parce que celle-ci peut produire à volonté et presque sans ébranlement des destructions réellement localisées et variées à l'infini.

Les traumatismes par pénétration et sans commotion, véritable expérimentation sur l'homme, pourront servir dans le même sens.

La spontanéité y concourra plutôt par des lésions dans la substance blanche que dans celle de l'écorce ou des ganglions, parce que dans cette dernière la suppléance est possible, tant que la substance blanche n'a pas subi de destruction.

Dans tous les cas, les lésions de la substance blanche resteront toujours les plus précieuses, en tant qu'elles concernent l'homme. Nous devons donc les guetter et attacher plus d'importance à la monoplégie, à la monoparalysie, qu'aux affections de même nature quand elles retentissent sur une plus grande étendue.

A raison de ce qui précède, je me hasarde à faire connaître une méthode de cérébrotomie, destinée à la fois à l'anatomie pathologique et à l'anatomie topographique.

Si je ne me fais illusion, cette méthode, qui consiste à diviser le massif soumis à l'étude en lots, artificiels sans doute, mais parfaitement délimités comme situation, devra rendre des services analogues à ceux de l'analyse en général. Il faut diviser toute difficulté complexe pour arriver le plus facilement possible à la connaître. C'est ce que je fais pour le cerveau. Cet organe forme un tout composé de centres, de carrefours reliés les uns aux autres par des filaments à direction déterminée et invariable. C'est la situation de ces centres et carrefours, c'est la direction de leurs moyens de communication qu'il faut découvrir. Pour cela, je propose de diviser le tout dans sa portion la plus volumineuse, dans sa portion moyenne ou centrale, celle qui contient le plus d'objets et par laquelle sont obligés de passer tous les filaments qui rattachent les annexes ou cornes à l'axe; or, cette portion centrale ou mésolobaire n'ayant que 7 centimètres dans le sens horizontal ne pourra donner lieu qu'à sept zones verticales d'un centimètre d'épaisseur. Ce sont ces zones qu'il faut étudier anatomiquement, expérimentalement, pathologiquement.

L'étude anatomique sera facile, elle se réduira à une description de géographie simple; et ainsi comprise, la cérébrologie ne sera pas plus scabreuse que l'ostéologie ou toute autre section de l'anatomie.

L'expérimentation réclamera beaucoup de travail et de temps; la pathologie, moins de travail, mais plus de temps encore que l'expérimentation.

J'entreprends la tâche la plus facile, celle de la cérébrologie zonale.

Mon but est d'être court. Il n'entre donc pas dans mes vues de faire l'historique de la topographie cérébrale. Cependant je ne peux passer sous silence deux Mémoires publiés par deux élèves distingués de l'école féconde de M. Charcot.

1° Celui de M. Féré, sur la topographie des points importants de la périphérie du cerveau. (*Note sur quelques points de la topographie du cerveau. — Archives de physiologie normale et pathologique*, n° 3, mai 1876.)

2° Celui de M. Pitres, sur la nomenclature des différentes régions du centre ovale et des hémisphères cérébraux (*Archives de physiologie*, n° 2, 1877.)

De mon côté j'étudie méthodiquement la portion mésolobaire du cerveau.

1° Sans me préoccuper de la direction des scissures et des circonvolutions, direction qu'il est sage de ne pas prendre trop au sérieux pour la détermination des centres fonctionnels;

2° En faisant des tranches moins épaisses que celles de

M. Pitres, afin d'être moins exposé à laisser inaperçues les destructions très circonscrites;

3° En intéressant à la fois les deux hémisphères pour permettre à l'observateur de comparer les deux côtés droit et gauche;

4° En me servant d'un outillage spécial, véritable conducteur qui placera les observateurs dans des conditions identiques, tout en rendant le travail aussi facile que rapide.

Je dois faire remarquer, du reste, que les coupes que je propose ne sont que la conséquence de mes études stasimétriques. Ces coupes étaient indispensables aux recherches de la consistance de la substance cérébrale dans toute son étendue.

Pour se rendre un compte exact du cerveau, tout le monde a recours à des sections verticales (frontales), antéro-postérieures (sagittales) et horizontales; mais chacun les fait à sa guise. Les plus habiles seuls peuvent les faire convenablement parce que l'organe frais, à cause de sa masse et de sa mollesse, est très difficile à manier. Les connaissances profondes que possèdent les maîtres en anatomie et en clinique, leur servent de conducteur naturel, mais la question dont il s'agit est trop intéressante pour que tous les médecins ne soient mis à même de concourir à son élucidation.

J'ai entendu affirmer par des confrères distingués que notre éminent cérébrotomiste, M. Luys, avait divisé le cerveau en tranches d'un millimètre. Ils sont dans l'erreur. M. Luys a pratiqué des coupes qui « se suivent méthodiquement à peu près à un millimètre les unes des autres ». (*Iconographie méthodique des centres nerveux;* Explication des planches, p. 11.)

Évidemment cela ne signifie pas que les coupes n'ont qu'un millimètre, mais bien qu'elles ont été faites à une distance d'un millimètre à peu près les unes des autres *sur des cerveaux différents.*

En effet, l'ouvrage de M. Luys ne contient que 16 coupes verticales, faites du genou au bourrelet du corps calleux, c'est à dire comprenant ce que j'appelle la portion mésolobaire; or, cette portion mesurant 70 millimètres dans le sens horizontal, les coupes de notre confrère ont chacune plus de 4 millimètres.

L'intérêt de l'anatomie réclame des coupes beaucoup plus minces *sur le même sujet à l'état frais,* ou du moins sur un cerveau dont la couleur n'aura pas été sérieusement altérée. Il faut que la portion mésolobaire puisse être sectionnée en tranches millimétriques et sous-millimétriques. Bientôt, si les circonstances me permettent de poursuivre mes expérimentations, je prouverai que la chose est facilement praticable. Je m'occuperai alors de la description de chaque partie du névraxe et des connexions qui les relient les unes aux autres.

L'outillage dont je me sers est composé de deux sortes d'instruments : ceux qui sont destinés à pratiquer les coupes et ceux qui permettent de les conserver. Je vais décrire les uns et les autres séparément.

1° Pour faire les diverses coupes, je me sers de trois calottes métalliques de forme crânienne, fendues : la première, transversalement; la seconde, horizontalement; la troisième, antéro-postérieurement. Ces calottes, ainsi configurées, constituent naturellement un moyen très propre à fixer dans leurs rapports respectifs les deux hémisphères cérébraux et à les sectionner sans porter atteinte à leur parallélisme.

Fig. 1.

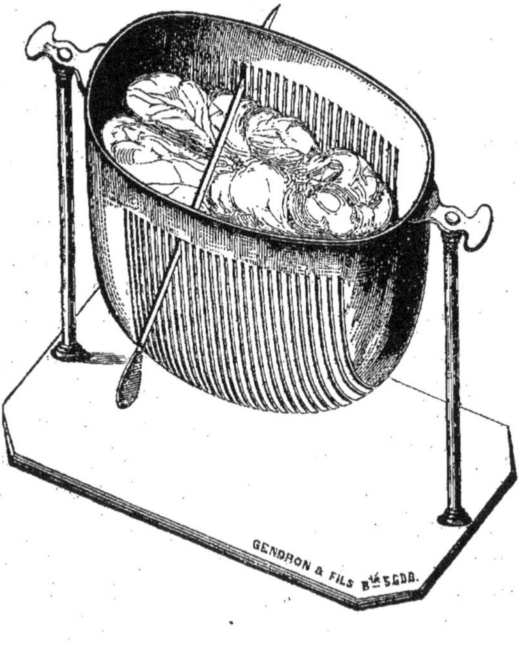
GENDRON & FILS

La figure 1 représente une des calottes montée sur ses deux supports, elle est fenêtrée dans le sens transversal et permet de pratiquer des coupes dans cette direction. Entre chaque rainure se trouve une distance de 5 millimètres, ce qui permet d'obtenir des tranches de 5, 10, 15 millimètres, etc., d'épaisseur. Les deux autres calottes sont destinées à pratiquer des coupes horizontales (fig. 2) et des coupes verticales antéro-postérieures (fig. 3).

Fig. 2.

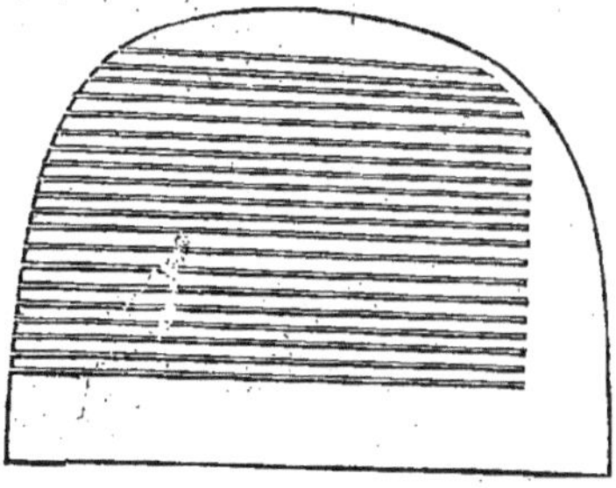

Fig. 3.

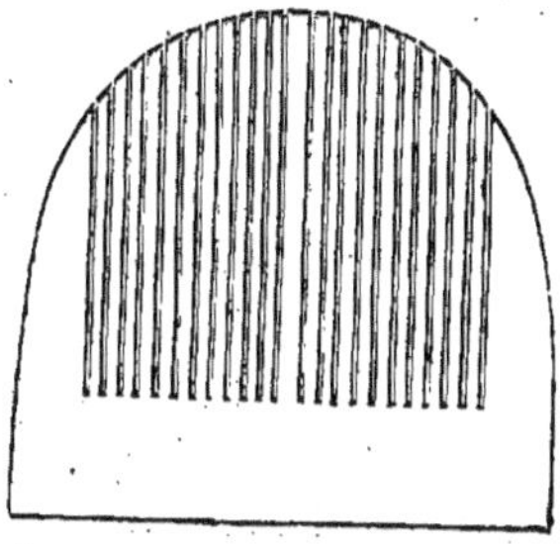

Les fenêtres livrent passage à l'instrument de section, et l'espace qui les sépare représente l'épaisseur des tranches. L'instrument de section est un couteau long de 30 centimètres, de 12 ou 15 millimètres de largeur, d'une épaisseur de 1 millimètre, ce qui lui permet de passer à frottement doux dans les fenêtres de la calotte.

Les tranches ainsi obtenues ont la même épaisseur, et la section passe toujours en des points symétriques sur les deux hémisphères. On conçoit sans peine combien ce résultat facilite l'étude des parties interstitielles de la masse cérébrale et la recherche d'une lésion morbide, d'un foyer hémorrhagique par exemple, dont il est ainsi facile de déterminer avec une précision mathématique les limites dans tous les sens.

2° Les pièces étant ainsi obtenues, il s'agissait de les conserver. C'est là que les plus grandes difficultés ont commencé et que j'ai dû faire des essais nombreux en mettant à contribution toute l'habileté de M. Gendron.

L'appareil auquel je me suis arrêté me permet d'espérer la conservation presque indéfinie des coupes. Il consiste essentiellement en deux disques de verre d'un diamètre proportionnel à celui des zones qu'il s'agit de conserver, et en un tube circulaire en caoutchouc vulcanisé, servant de joint étanche entre les deux disques.

Montage. — Pour placer la zone cérébrale dans la boîte ainsi formée par les deux disques de verre et le tube de caoutchouc, on se sert d'un instrument dont l'ensemble est représenté par la figure 4. Il se compose d'un cercle métallique A, perforé sur un point de la circonférence et surmonté par un arc BC, percé au sommet d'un pas de vis dans lequel s'engage une vis de pression. Dans le cercle se place un anneau de cuivre plat, sur lequel appuient les branches d'un trépied G dont le centre reçoit la pointe de vis de pression.

Fig. 4.

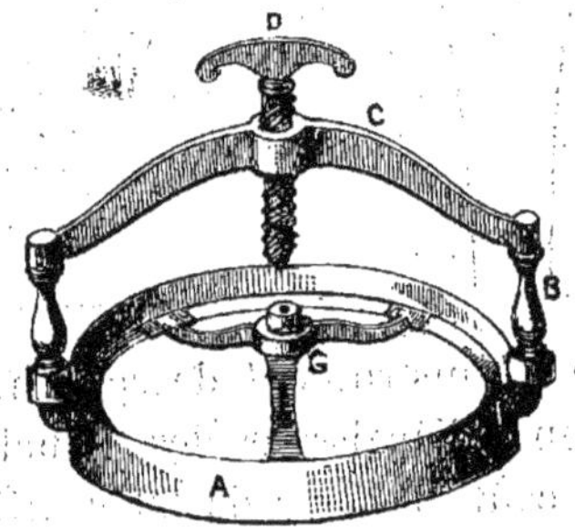
D
C
B
G
A

Fig. 5.

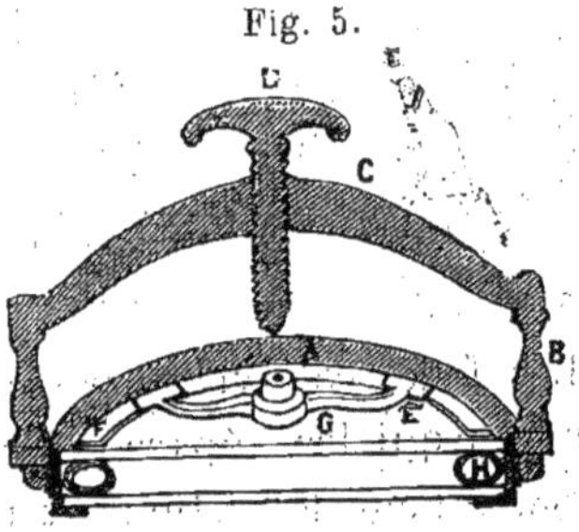
C
B
G
H

Voici comment on procède à l'opération : dans le cercle A (fig. 5 représentant une section de monteur garni), on place un des disques de verre, puis le tube circulaire de caoutchouc, la zone à conserver au centre, et par dessus le tout, le deuxième disque de verre. Après avoir placé le cercle plat F (fig. 5 et 6),

Fig. 6.

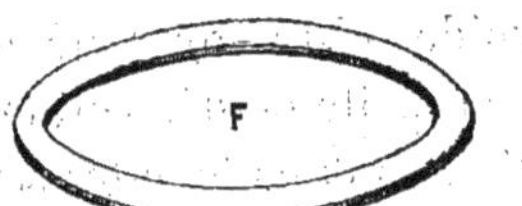
F

Fig. 7.

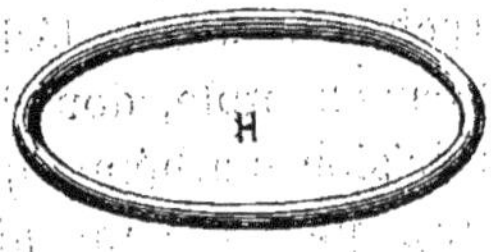
H

le trépied G et une canule en caoutchouc de petit calibre entre le disque inférieur et le tube H (fig. 5 et 7) [on introduit cette canule par la fenêtre pratiquée dans le cercle A], on commence par quelques tours de vis ayant pour effet d'établir la contiguïté stricte entre les disques et le tube, mais sans établir de contact entre le disque supérieur et la zone cérébrale. On injecte alors par la canule, au moyen d'un irrigateur

Pl. 1.

Fig. 8.

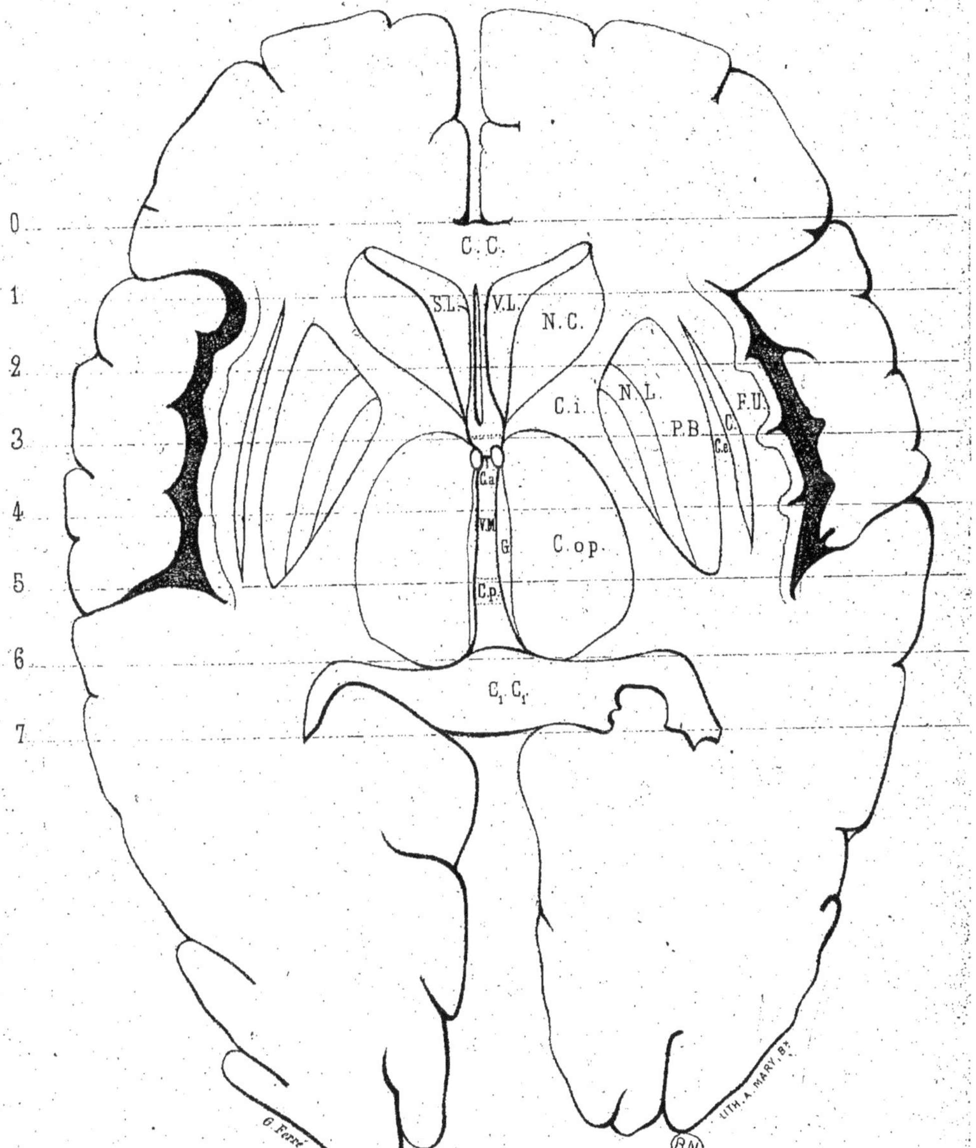
0
1
2
3
4
5
6
7
C. C.
S.L.
V.L.
N. C.
C. i.
N. L.
P.B
C.
C.e
F.U.
C.a
V.M
G
C. op.
C.p.
C_1. C_1.
G. Ferré del
LITH. A. MARY, BX
B.N

Éguisier, tel liquide conservateur qui paraît le plus convenable. Pour le moment j'emploie de préférence *un composé à parties égales d'alcool à 70° et de sirop de sucre.* La cavité qui sépare les deux disques étant remplie, quelques tours de vis suffisent pour chasser l'excès de liquide et les bulles d'air, après quoi on retire lentement la canule tout en exerçant une légère pression pour faire disparaître absolument l'empreinte qu'elle a pu produire sur le tube. On a ainsi obtenu une boîte transparente dont les parois sont solidement fixées entre elles par la pression atmosphérique.

Les coupes cérébrales ainsi renfermées augmentent de consistance et conservent leur couleur. Le liquide lui-même ne s'altère pas et garde sa transparence si on a le soin d'enlever les méninges qui, autrement, se ramollissent, tombent dans le mélange, le troublent, et peut-être en amènent la décomposition.

Les trois catégories de coupes (verticales transverses, verticales antéro-postérieures, horizontales) ont chacune leurs avantages.

Les horizontales étalent pour ainsi dire sous les yeux, de la façon la plus nette, les trois blocs, parties ou domaines, en lesquels je divise la masse totale :

Bloc antérieur ou frontal;

Bloc postérieur ou occipital;

Bloc moyen ou cortico-ganglionnaire.

Certaines coupes horizontales permettent d'apprécier d'un simple coup d'œil l'étendue exacte de tout l'intérieur du cerveau (ventricules) (V. L.) (V. M.), noyau caudé (N. C.) et lenticulaire (N. L.), couche optique (C. op.), capsule interne

PLANCHE I, fig. 8 (1). — C. C., corps calleux (genou). — C., C.,, corps calleux (bourrelet). — N. C., noyau caudé. — C. i., capsule interne. — N. L., noyau lenticulaire. — P. B., putamen de Burdach. — C. e., capsule externe. — C., claustrum ou avant-mur. — F. U., fasciculus uncinatus. — C. a., commissure cérébrale antérieure en arrière de laquelle apparaît la section de deux piliers antérieurs du trigone cérébral. — C. p., commissure cérébrale postérieure. — S. L., septum lucidum comprenant son ventricule. — C. op., couche optique. — G., ganglion de la couche optique. — V. M. ventricule moyen. — V. L. ventricule latéral.

(1) Cette figure représente le schéma de la section horizontale du cerveau, passant par les extrémités du corps calleux. Les lignes transversales représentent les lignes d'intersection des plans verticaux qui déterminent les sept zones avec ce plan horizontal.

(C. i.), capsule externe (C. e.), avant-mur (C.), fasciculus uncinatus (F. U.), insula (Pl. I, fig. 8.)

Certaines coupes verticales antéro-postérieures présentent les mêmes objets vus dans toute l'étendue de la hauteur et de la longueur, et de plus la face interne médiane ou falcienne de chaque hémisphère (Pl. II, fig. 9.)

Les coupes verticales transverses sont les plus importantes :

1° Parce qu'elles embrassent l'organe en totalité, c'est-à-dire à son sommet, à sa base, en dehors, en dedans, comme dans ses parties centrales, elles permettent d'établir un parallèle positif entre les deux hémisphères par le regard et la mensuration;

2° Parce qu'elles sont plus faciles à obtenir;

3° Parce qu'elles occupent moins d'étendue et se prêtent mieux au maniement.

Dans l'état actuel de la science, on peut négliger les coupes des cornes frontales et occipitales.

PLANCHE II, fig. 9 (1). — L. P., lobule paracentral. — S. t., sillon transversal du lobule paracentral. — S. R., extrémité supérieure de la scissure de Rolando. — S. F. p., scissure fronto-pariétale. — S. P. o., scissure pariéto-occipitale ou perpendiculaire interne. — S. H., scissure des hippocampes. — S. C., scissure calcarine. — S. Cr., scissure crêtée. — C. C. C., circonvolution du corps calleux. — C. C., corps calleux. — C. A., circonvolution de la corne d'Ammon. — C. H., circonvolution de l'hippocampe. — 1. F., première frontale. — L. Q., lobule quadrilatère ou avant-coin. — L. C., lobule cunéiforme ou coin. — L. L., lobule lingual ou cinquième circonvolution temporale. — L. F., lobule fusiforme ou quatrième temporale. — S. L., septum lucidum. — T. C., trigone cérébral. — C. op., couche optique. — C. a., commissure cérébrale antérieure. — C. p., commissure cérébrale postérieure. — Ch., chiasma. — C. g., corps godronné.

Fig. 10. — S. R., scissure de Rolando. — S. i. P., scissure interpariétale. — S. S., scissure de Sylvius. — S. P., scissure parallèle. — S. F. i., scissure frontale interne. — S. F. e., scissure frontale externe. — S. Pr., scissure précentrale. — 4. F., quatrième circonvolution frontale ou frontale ascendante. — 1. F., première frontale. — 2. F., deuxième frontale. — 3. F., troisième frontale. — C. P. A., circonvolution pariétale ascendante. — L. P. s., lobule pariétal supérieur. — L. P. i., lobule pariétal inférieur ou du pli courbe. — P. C., pli courbe. — 1. T., 2. T., 3. T., première, deuxième et troisième circonvolutions temporales.

(1) Cette planche représente les rapports de situation qui existent entre les faces médiane et convexe de la portion mésolobaire du cerveau. Les lignes verticales représentent les lignes d'intersection des plans verticaux qui déterminent les sept zones avec le plan de la figure, de sorte que les parties des figures 9 et 10 comprises entre deux lignes verticales représentent les parties médiane, convexe et centrale d'une même zone.

Pl. 2.

Fig. 9.

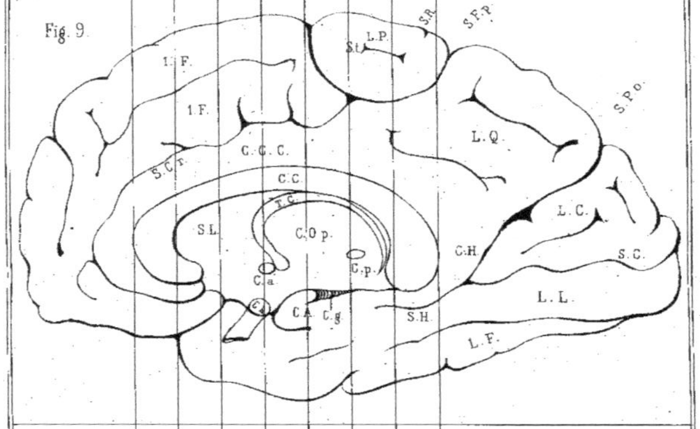

1.F.
1.F.
St.
L.P.
S.R.
S.F.P.
S.P.o.
L.Q.
C.C.C.
S.C.r.
C.C.
T.C.
S.L.
C.O.p.
C.a.
C.p.
C.H.
L.C.
S.C.
L.L.
C.A.
C.g.
S.H.
L.F.
6 1 2 3 4 5 6 7

Fig. 10.

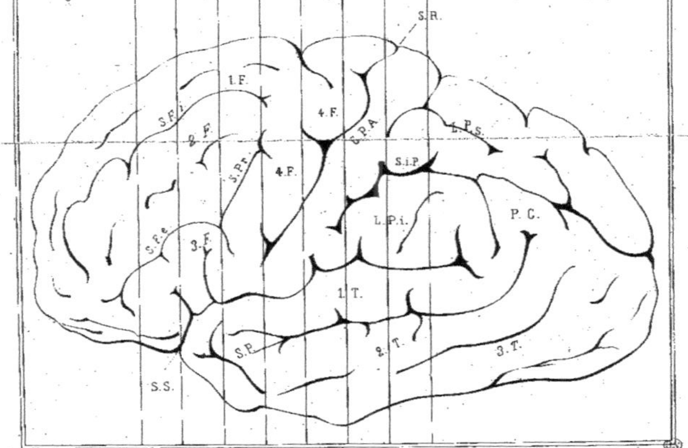

S.R.
1.F.
4.F.
S.F.i.
2.F.
S.P.A.
L.P.s.
S.i.P.
S.P.r.
4.F.
L.P.i.
P.C.
S.F.e.
3.F.
1.T.
S.P.
2.T.
3.T.
S.S.

Lith. A. MARY, B.

G. Ferré del.

L'attention doit se porter particulièrement, sinon se concentrer d'une manière absolue, sur les zones transverses moyennes; ces zones comprennent tout le bloc cérébral situé entre deux plans verticaux et transverses tangents : l'un, à l'extrémité antérieure (genou); l'autre, à l'extrémité postérieure (bourrelet) du corps calleux. Elles peuvent recevoir le nom de zones mésolobaires, cortico-centrales ou moyennes.

Le bloc cérébral situé entre ces deux plans verticaux correspond en bas à toute la portion de la base du crâne limitée en avant par le bord antérieur de l'étage moyen de cette base, en arrière par la ligne qui mesure la plus grande largeur de la cavité crânienne, c'est-à-dire qui passe en arrière des rochers et des apophyses mastoïdes. Ce point de repère nous servira plus tard pour établir la topographie chirurgicale de la paroi crânienne.

Ce bloc présente à droite et à gauche (pl. II, fig. 10) :

1° A la périphérie.

a. En haut le sillon de Rolando (S. R.), les circonvolutions qui l'encadrent (frontale ascendante, pariétale ascendante) et le commencement des circonvolutions qui procèdent de cet encadrement. En avant, les trois premières frontales séparées : les deux premières par la scissure frontale interne (S.F.i.), la deuxième et la troisième par la scissure frontale externe (S.F.e.), les trois premières ensemble de la quatrième ou ascendante par la scissure précentrale (S.Pr.) ou frontale, parallèle à la scissure de Rolando. En arrière, les pariétales, habituellement au nombre de deux : lobule pariétal supérieur (L.P.s.), lobule pariétal inférieur (L.P.i.), pédiculisés à l'opposite des frontales, et séparés l'un de l'autre par la scissure interpariétale (S.i.P.)

b. En dehors, la scissure de Sylvius (S.S.) séparant le lobule pariétal inférieur, appelé encore lobule du pli courbe, de la première circonvolution temporale (1. T.) et la scissure parallèle (S. P.) interposée entre les deux premières circonvolutions temporales.

c. En dedans, sur la face médiane ou falcienne, la face interne de la première frontale (1.F.), le lobe paracentral (L. P), lobule ordinairement de forme ovalaire, sillonné dans son centre horizontalement ou verticalement, semblable à un museau de tanche, et constitué par la réunion des extrémités supérieures, réclinées en bas, des circonvolutions frontale et pariétale ascendantes. Ce lobule n'est souvent que la continuation de la face interne de la première frontale.

Enfin, la partie sus-calleuse de la circonvolution crêtée et la partie antérieure du lobule quadrilatère (L.Q.) (avant-coin) continu au lobule pariétal supérieur. La frontale est séparée de la circonvolution du corps calleux par la scissure crêtée (S.Cr.) et du lobule quadrilatère (L.Q.) par la scissure fronto-pariétale (S.F.p.) ou fronto-quadrilatère, continuation de la scissure crêtée.

2º Dans son intérieur :

Un ensemble ou système d'objets auquel les cornes frontales et occipitales sont étrangères (corps strié comprenant le noyau caudé (N.C.) ou intraventriculaire et le noyau lenticulaire (N.L.) ou extraventriculaire ; la couche optique (C.op.) ; les capsules externe (C.e.) et interne (C.i.), l'avant-mur (C.), le fasciculus uncinatus (F.U.), l'insula). (Voir pl. I, fig. 8.)

Les zones mésolobaires présentent donc à étudier des caractères généraux ou communs, et des caractères particuliers.

Zones de 0^m 01 d'épaisseur

PREMIÈRE ZONE

(face antérieure)

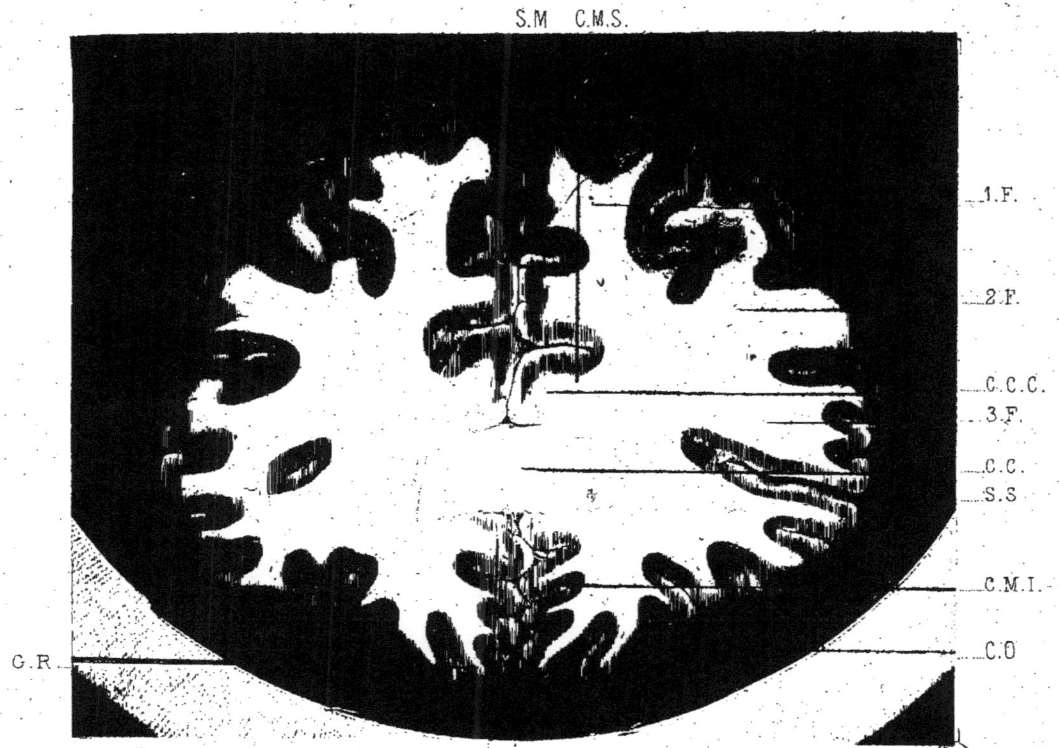
S.M
C.M.S.
1.F.
2.F.
C.C.C.
3.F.
C.C.
S.S
C.M.I.
C.O
G.R
C.M.I.
S.M

F. VAN DEN BOSCH. Phot.° A. MARY. Litho.°

Zones de 0^m 01 d'épaisseur

PREMIÈRE ZONE

(face postérieure)

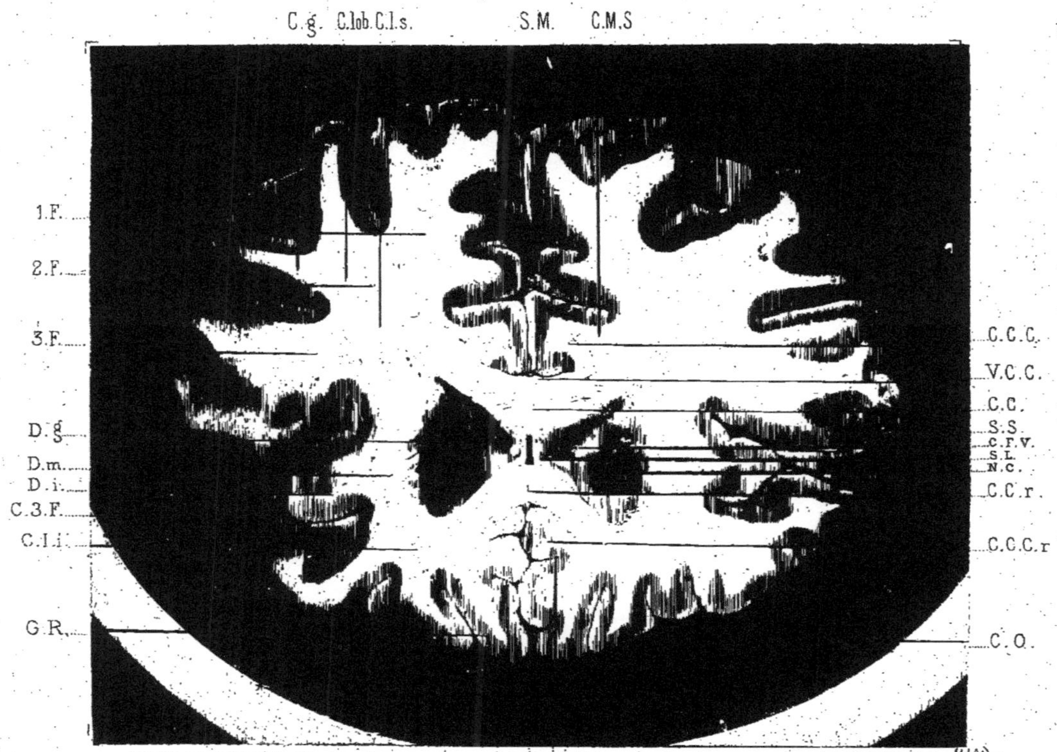
C.g.
C.lob.
C.l.s.
S.M.
C.M.S
1.F.
2.F.
3.F.
D.g.
D.m.
D.i.
C.3.F.
C.I.i.
G.R.
C.C.C.
V.C.C.
C.C.
S.S.
C.r.v.
S.L.
N.C.
C.C.r.
C.C.C.r
C.O.
S.M.
C.M.L.

F. VAN DEN BOSCH. Phot. A. MARY. Litho.

CARACTÈRES GÉNÉRAUX

DES

ZONES MÉSO-LOBAIRES

Ces zones sont toutes d'égale épaisseur, composées de deux portions hémisphériques homologues, réunies par le corps calleux et perforées (section du ventricule latéral sauf la première, sur laquelle le trou est remplacé par une conque). Leur périphérie est flexueuse, profondément échancrée sur la ligne médiane (scissure médiane ou interhémisphérique), au niveau de la scissure de Sylvius et de quelques autres scissures. Leurs faces, l'une antérieure, l'autre postérieure, présentent toutes de nombreux districts blancs et gris, les uns et les autres à teinte différente. Chacune de ces faces peut être divisée en trois étages par deux lignes flexueuses courbes en sens inverse, aboutissant à droite et à gauche à la scissure de Sylvius, et tangentes : la supérieure, aux points les plus élevés; l'inférieure, aux points les plus déclives des districts gris (écorce de l'insula, avant-mur, corps strié, couche optique).

Les deux étages, supérieur et inférieur, se composent chacun d'un centre blanc ou médullaire ayant pour pédicule le corps calleux, et d'un profil flexueux et gris (substance corticale). Le centre médullaire possède des branches et des rameaux, c'est-à-dire qu'il est lobaire, lobulaire, gyraire.

L'étage moyen mérite le nom de ganglio-insulaire; il s'effile doucement à droite et à gauche jusqu'au sommet de l'insula.

Chacune de ces moitiés droite et gauche est donc de forme triangulaire à base interne médiane, à sommet externe représenté par la pointe de l'insula.

Ainsi que son nom l'indique, cet étage comprend toujours une portion de l'insula et une portion du noyau opto-strié; par conséquent, une portion des deux capsules externe et interne, et de l'avant-mur.

CARACTÈRES PARTICULIERS

DES

ZONES MÉSO-LOBAIRES DE 0m010 D'ÉPAISSEUR

AU NOMBRE DE SEPT

PREMIÈRE ZONE

FACE ANTÉRIEURE. — S. M., scissure médiane ou interhémisphérique. — C. M. S., plis médians supérieurs ou falciens. — 1. F., première circonvolution frontale. — 2. F., deuxième circonvolution frontale. — C. C. C., circonvolution du corps calleux. — 3. F., troisième frontale. — C. C., corps calleux. — S. S., scissure de Sylvius. — C. O., circonvolutions orbitaires. — G. R., gyri recti ou circonvolutions olfactives. — C. M. I., circonvolutions médianes inférieures.

FACE POSTÉRIEURE. — S. M., scissure médiane. — C. M. S., circonvolutions médianes supérieures. — C. C. C., circonvolution du corps calleux. — V. C. C., ventricule du corps calleux. — C. C., corps calleux. — S. S., scissure de Sylvius. — C. F. V., corne frontale du ventricule latéral. — S. L., septum lucidum ou cloison transparente. — N. C., noyau caudé. — C. C. r., corps calleux réfléchi. — C. C. C. r, circonvolution du corps calleux réfléchi. — C. M. I., circonvolutions médianes inférieures. — C. O. circonvolutions orbitaires. — G. R., gyri recti. — C. l. i., centre lobaire inférieur. — C. 3. F., coude de la troisième circonvolution frontale. — D. i., district insulaire. — D. m., district médullaire. — D. g., district ganglionnaire. — 3. F. troisième circonvolution frontale. — 2. F., deuxième circonvolution frontale. — 1. F., première circonvolution frontale. — C. g., centre gyraire. — C. lob., centre lobulaire. — C. l. s., centre lobaire supérieur.

Cette zone présente sur sa face antérieure et sur la ligne médiane les deux parties de la scissure interhémisphérique ou médiane dans le prolongement l'une de l'autre. Elles sont séparées par la section du genou du corps calleux (C. C.) d'une hauteur de 0m010; la supérieure (S. M.) mesure 0m045; l'inférieur (S. M.) 0m029 environ. *Face antérieure.*

En dehors de la ligne médiane existe un amas non interrompu de substance médullaire, qui se ramifie aux circonvolutions frontales et temporo-orbitaires; ces dernières sont séparées des frontales par la scissure de Sylvius (S. S.).

Face postérieure.

La face postérieure est d'une étude plus importante que la face antérieure. Conformément à la méthode générale que nous avons exposée, nous diviserons sa surface en trois étages : supérieur, inférieur et moyen ou ganglio-insulaire.

Étage supérieur.

L'étage supérieur est circonscrit, en bas, par une ligne réunissant les deux scissures de Sylvius en passant par la partie supérieure de l'insula, par les points les plus élevés du noyau caudé (N. C.), et par le bord inférieur du corps calleux (C. C.); en haut et en dehors, il est circonscrit par le profil des circonvolutions frontales. Il comprend, *(a)* sur la ligne médiane : la partie supérieure de la scissure interhémisphérique ou médiane (S. M.), d'une longueur de 0m040, et le corps calleux (C. C.) de 0m008 de hauteur; la scissure ayant pour paroi à droite et à gauche la première frontale et la circonvolution du corps calleux séparées par la scissure festonnée ou fronto-calleuse; *(b)* sur les parties latérales, son centre de substance blanche déterminé par une ligne formant un pentagone irrégulier, passant par l'extrémité centrale des scissures frontales interne et externe, et par le bord supérieur du ventricule latéral (C. F. V.). Nous le nommerons centre lobaire supérieur. Il donne lieu à quatre centres secondaires ou lobulaires qui sont : 1° le centre lobulaire de la circonvolution du corps calleux (C. C. C.); 2° le centre de la première circonvolution frontale (1. F.); 3° celui de la seconde (2. F.); 4° celui de la troisième (3. F.).

Chacun de ces centres secondaires peut se diviser en centres tertiaires qui forment la substance blanche des petits plis; nous les nommerons centres gyraires. Cette classification me paraît utile, vu la précision que nécessite la description de toute destruction expérimentale ou pathologique.

Étage inférieur.

L'étage inférieur est circonscrit en haut par une ligne réunissant les deux scissures de Sylvius, en passant par la partie inférieure de l'insula, par les points les plus déclives du noyau caudé et par le bord supérieur de la portion réfléchie du corps calleux (C. C. r.); en bas et en dehors, par le profil des circonvolutions orbitaires.

Il comprend, *(a)* sur la ligne médiane, le corps calleux ou plutôt la section de sa portion réfléchie (C. C. r.) d'une hauteur de 0^m005 et la partie inférieure de la scissure médiane d'une hauteur de 0^m022; *(b)* sur les parties latérales, un centre lobaire de substance blanche, centre lobaire inférieur, aplati de haut en bas, en rapport avec le pédicule de la portion réfléchie du corps calleux. Il se décompose en trois centres secondaires qui forment la substance blanche des circonvolutions falciennes, orbito-olfactives et sylviennes inférieures.

L'étage moyen ou ganglio-insulaire est compris entre la limite inférieure de l'étage supérieur et la limite supérieure de l'étage inférieur. Étage moyen.

Pour étudier l'étage moyen, nous le diviserons en trois districts : ganglionnaire, médullaire, insulaire. Il comprend, sur la ligne médiane, dans une longueur de 0^m004, une fente ou plutôt un cul-de-sac (S. L.), commencement du ventricule de la cloison transparente, à côté une cavité conchoïdale (C. F. V.) formée par la réunion du corps calleux à la substance médullaire (corne frontale du ventricule latéral). La section du mésolobe ou corps calleux présente ici la forme de la lettre X, à cela près que les deux branches de cette lettre sont interrompues par le ventricule de la cloison. Le district ganglionnaire (D. g.) est formé par un noyau de substance grise logé incomplètement dans le ventricule latéral, sans communication avec la substance grise corticale. C'est la partie la plus antérieure du noyau caudé (N. C.) (portion intraventiculaire du corps strié, virgule de Charcot). Son bord interne, de forme parabolique, libre, tranche sur le ventricule latéral; son bord externe elliptique, adhérent, reçoit de la substance médullaire qui l'avoisine des traînées blanches. Ce noyau est composé de deux couches : l'une interne ou sous-épendymaire, de nuance identique à celle de la couche superficielle ou sous-méningitique de l'écorce cérébrale; l'autre, externe, beaucoup plus épaisse, de couleur plus foncée, est en harmonie avec la couche profonde de la substance grise corticale. Cette couche grise est clair-semée de petits points blancs. Il est à remarquer qu'aucun des tractus médullaires qui pénètrent dans ce noyau n'aboutit à la couche sous-épendymaire. Cette dernière est complètement dépourvue de points blancs.

Le district médullaire (D. m.) est composé d'un centre lobaire

2

de substance blanche, servant de trait d'union aux centres de même nom supérieur et inférieur. Il est flanqué, en dedans, de la couche externe du noyau caudé dans laquelle il envoie les petits tractus blancs dont nous avons parlé, et en dehors, du commencement de l'insula de Reil. Le district insulaire (D. i.) se compose de la partie la plus antérieure de l'insula, c'est-à-dire de un ou deux plis dont la base mesure environ 0m012.

DEUXIÈME ZONE

Face postérieure. — S. M., scissure médiane. — C. C. C., circonvolution du corps calleux. — V. C. C., ventricule du corps calleux. — C. C., corps calleux. — N. C., noyau caudé. — S. L., septum lucidum ou cloison transparente avec son ventricule, — C. i., capsule interne ou double centre demi-circulaire. — N. L., noyau lenticulaire. — C. e., capsule externe. — C., avant-mur, ou claustrum. — F. U., fasciculus uncinatus. — G. R., gyri recti. — S. S., scissure de Sylvius. — V. L., ventricule latéral. — 3. F., troisième circonvolution frontale. — C. l. s., centre lobaire supérieur. — 2. F., deuxième circonvolution frontale. — 1. F., première circonvolution frontale.

Face antérieure. La face antérieure représente exactement la face postérieure de la zone précédente.

Face postérieure. Étage supérieur. L'étage supérieur de la face postérieure est limité, en bas, par une ligne réunissant les scissures de Sylvius en passant par l'extrémité supérieure de l'avant-mur (C.), de la capsule externe (C. e.), du noyau lenticulaire (N. L.), de la capsule interne (C. i.), du noyau caudé (N. C.), et le bord inférieur du corps calleux (C. C.). Il présente :

(a) Sur la ligne médiane, la portion supérieure de la scissure médiane ou interhémisphérique, limitée comme sur la zone précédente par les circonvolutions médianes ou falciennes des deux côtés : elle mesure 0m035; la section du corps calleux qui se trouve immédiatement au-dessous mesure 0m005 de hauteur.

(b) Sur les parties latérales, un centre lobaire de forme arrondie, subdivisé comme dans la zone précédente.

Étage inférieur. L'étage inférieur est limité en haut par une ligne réunissant

Zones de 0,01 d'Epaisseur

DEUXIEME ZONE

(face antérieure)

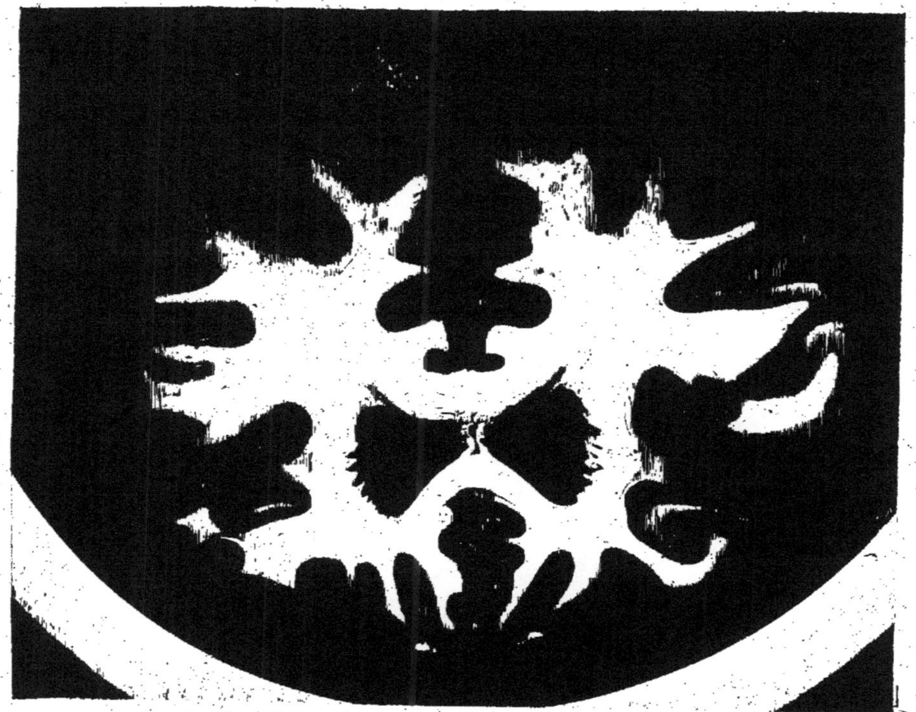

F. VAN DEN BOSCH. Photo.

A. MARY. Lith.

Zones de 0,01 d'Epaisseur

DEUXIEME ZONE

face Postérieure

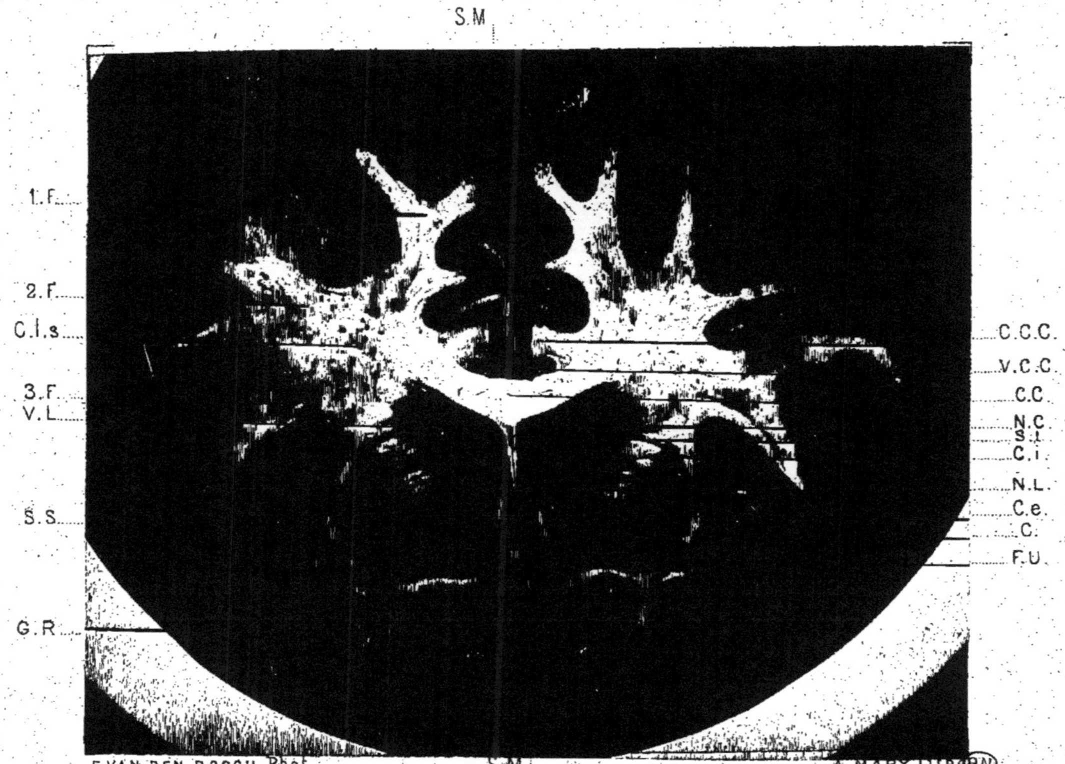

S.M
1.F.
2.F.
C.I.s
3.F.
V.L.
S.S.
G.R.
C.C.C.
V.C.C.
C.C.
N.C.
S.i.
C.i.
N.L.
C.e.
C.
F.U.
S.M

F. VAN DEN BOSCH. Phot. A. MARY Lith.

les scissures de Sylvius (S. S.), en passant par la partie inférieure de l'insula, l'extrémité inférieure de l'avant-mur, de la capsule externe, de la portion commune aux deux noyaux lenticulaire et caudé, et aboutissant par une ascension presque verticale à l'extrémité inférieure du septum lucidum (S. L.); la limite inférieure est représentée par le profil des circonvolutions de la corne sphénoïdale (L. S.). Il contient sur la ligne médiane, dans une longueur de 0m025, la partie inférieure de la scissure médiane (S. M.) aboutissant, en bas, au milieu de la vaste échancrure quadrilatère, qui sépare les cornes sphénoïdales et qui se trouve comblée par le corps du sphénoïde.

Sur les parties latérales, on remarque la scissure de Sylvius (S. S.), qui sépare à ce niveau l'insula du lobe sphénoïdal. Entre l'extrémité interne de la scissure de Sylvius et la ligne médiane, on voit un massif de substance grise composé de deux portions : l'une horizontale, l'autre verticale. La première correspond aux circonvolutions olfactives; la seconde, au commencement ou extrémité antérieure de la circonvolution du corps calleux. Ce massif de substance grise est séparé du corps strié par une lamelle de substance blanche de 0m002 d'épaisseur, continue, en dehors, avec la capsule externe; en dedans, avec la lamelle blanche de la cloison transparente.

Au-dessous de la scissure de Sylvius se trouve la coupe du lobe sphénoïdal (L. S.) offrant un centre médullaire fournissant des prolongements à l'origine des circonvolutions temporales. La section du lobe sphénoïdal ne se trouve pas sur cette face. (Voir la face antérieure de la zone suivante.)

Le diamètre transverse de cet étage est inférieur à celui des deux autres. Cela résulte de ce que son extrémité externe est recouverte par la troisième circonvolution frontale (3. F.) et la première temporale (1. T.), qui s'adossent à sa périphérie. (Voir 3e zone, face antérieure.) Étage moyen.

Il est borné en haut par la limite inférieure de l'étage supérieur, et en bas par la limite supérieure de l'étage inférieur.

Il présente, sur la ligne médiane, la cloison transparente haute de 0m010 : elle est formée de quatre feuillets, dont deux médians blancs séparés par une petite fente (fin de son ventricule) et deux latéraux légèrement gris, dont la couleur rappelle celle de la couche sous-épendymaire du noyau caudé.

Sur les parties latérales se voient :

1° Une ouverture de forme triangulaire (V. L.), dont la base regarde en bas et en dehors : c'est la section du ventricule latéral. Elle est fermée en haut et en dedans par le corps calleux; en bas et en dedans par une lamelle blanche continue à celle de la cloison transparente; en dehors, par le noyau caudé (portion intra-ventriculaire du corps strié).

2° Le district ganglionnaire. — Ce district est plus considérable que sur la coupe précédente. Au lieu de mesurer 0^m011 de large et 0^m015 de long, il mesure dans les mêmes sens 0^m020 et 0^m015. Il est partagé en deux parties à peu près égales par un large tractus blanc (C. i.) (double centre demi-circulaire, capsule interne) courbe, concave en dehors et en bas, convexe en haut et en dedans. Ce tractus, long de 0^m017, est coupé dans sa largeur qui mesure 0^m004 par douze à quinze stries grises qui en interrompent la continuité. Ces stries relient les deux noyaux ganglionnaires, et comme la strie la plus déclive est de beaucoup la plus accusée, il en résulte que les deux noyaux sont réunis par une forte commissure au-dessous de la capsule interne. L'extrémité supérieure de cette dernière (pied de la couronne rayonnante de Reil) aboutit au centre lobaire supérieur.

Des deux portions grises séparées par la capsule interne, celle qui se trouve en dedans est le noyau caudé (N. C.) ou noyau intra-ventriculaire du corps strié. Ce noyau a la forme d'un rectangle curviligne, dont les grands bords sont parallèles à ceux de la capsule interne et dont les petits bords limitent : le supérieur, le centre lobaire de l'étage supérieur, entre son pédicule et l'extrémité supérieure de la capsule interne; l'inférieur, la moitié interne du centre lobaire inférieur.

La portion grise qui se trouve en dehors de la capsule interne porte le nom de noyau extra-ventriculaire ou noyau lenticulaire (N. L.) du corps strié. Il est de forme biconvexe, elliptique en dedans, parabolique en dehors; il présente les courbures inverses de la section du noyau caudé dans la zone précédente. Il est en rapport, en dedans, avec la capsule interne; en dehors, avec la partie interne du district insulaire.

En dehors du noyau lenticulaire et en dedans de la substance grise de l'insula, se trouvent deux lamelles blanches circonscrivant une traînée grise qui a reçu le nom de claustrum ou avant-mur (C.). Ces deux lamelles sont réunies en haut et en bas entre elles et aux centres médullaires supérieur et inférieur. L'interne, comprise entre le noyau lenticulaire et l'avant-mur, est appelée capsule externe (C. e). Elle n'offre sur son trajet aucune ramification; elle semble simplement contiguë aux deux parties grises adjacentes dont elle décrit la courbure.

La lamelle externe (fasciculus uncinatus) (F. U.), n'envoie pas ou n'envoie qu'un faible prolongement dans l'écorce correspondante de l'insula sur cette zone, comme sur les trois suivantes; par conséquent dans l'étendue de 40 millimètres, antéro-postérieurement, le centre médullaire est dissocié en 3 lamelles par l'interposition de l'avant-mur et du noyau lenticulaire. Ces lames représentent :

L'externe (fasciculus uncinatus), les fibres arquées ou de Gratiolet;

La moyenne (capsule externe), les fibres commissurantes antéro-postérieures;

L'interne (capsule interne), les fibres pédonculaires.

Le profil périphérique de ce district n'est presque pas ondulé, ce qui revient à dire que la coupe, à ce niveau, porte sur le massif servant de base aux circonvolutions insulaires proprement dites.

TROISIÈME ZONE

FACE ANTÉRIEURE. — S. S., scissure de Sylvius. — C. l. i., centre lobaire inférieur.

FACE POSTÉRIEURE. — C. C. C., circonvolution du corps calleux. — C. C., corps calleux. — N. C., noyau caudé. — S. L.; septum lucidum. — P. a. T., piliers antérieurs du trigone cérébral. — C. e., capsule externe. — S. S., scissure de Sylvius. — C., claustrum. — F. U., fasciculus uncinatus. — P. c. l. i., pédicule du centre lobaire inférieur. — Ch., chiasma des nerfs optiques. — C. l. i., centre lobaire inférieur. — N. op., nerf optique. — E. P. Q., espace perforé quadrilatéral. — B. ol., bandelette olfactive. — R. g. N. op., racine grise des nerfs optiques. — C. C. A., commissure cérébrale antérieure. — N. L., noyau lenticulaire. — C. op., couche optique. — C. i., capsule interne. — 4. F., quatrième frontale ou frontale ascendante. — 1. F., première frontale.

Face antérieure. La face antérieure de la troisième zone est identique à la face postérieure de la zone précédente.

Face postérieure. Étage supérieur. Cet étage est limité, en bas, par une ligne réunissant les deux scissures de Sylvius (S. S.) en passant par la partie supérieure de l'insula, de la capsule externe (C. e.) du noyau lenticulaire (N. L.), de la capsule interne (C. i.), et par le bord inférieur de la section du corps calleux (C. C.); en dehors et en haut, par le profil des circonvolutions frontales.

Il présente, sur la ligne médiane, la partie supérieure de la scissure médiane ou interhémisphérique (S. M.), longue de 0m035, et le corps calleux (C. C.), haut de 0m005. On trouve sur les parties latérales : le centre de substance blanche ou centre lobaire supérieur ayant pour pédicule la partie correspondante du corps calleux : il se délimite de la même façon que dans les deux zones précédentes. Il se divise en deux centres lobulaires : le premier, à peu près égal au premier de la zone précédente; le second, aussi étendu à lui seul que le second et le troisième de cette dernière.

Le premier lobule correspond à la première frontale et se subdivise en quatre centres gyraires; le deuxième, externe, sensiblement plus étendu, correspond à la section de la partie inférieure de la frontale ascendante (4. F.) section qu'indique l'état non anfractueux de sa périphérie, c'est-à-dire l'absence de la scissure frontale externe.

Zones de 0.01 d'Epaisseur.

TROISIEME ZONE

(face Postérieure)

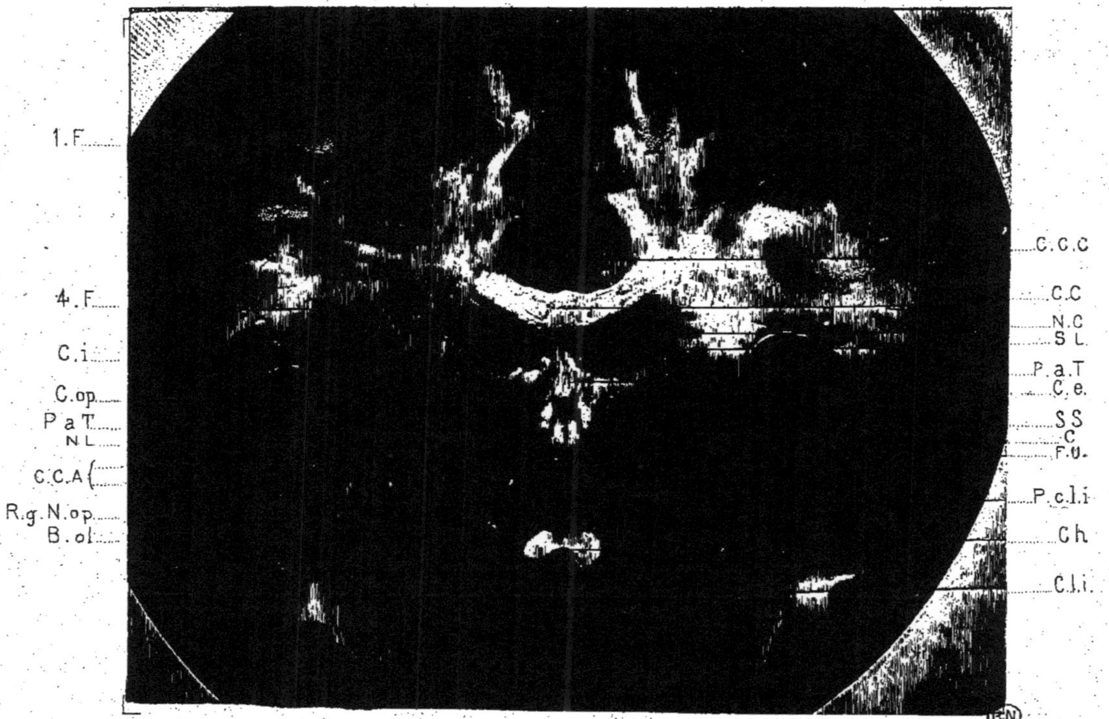

1.F
4.F
C.i
C.op
P a T
N L
C.C.A
R.g.N.op
B.ol
C.c.c
C.C
N.C
S L
P.a.T
C.e.
S S
C
F.U.
P.c.l.i
Ch
C.l.i.
E.P.Q.
N.op.

F. VAN DEN BOSCH. Phot.^r A. MARY. Litho.^e

Zones de 0.01 d'Epaisseur

TROISIEME ZONE

(face Antérieure)

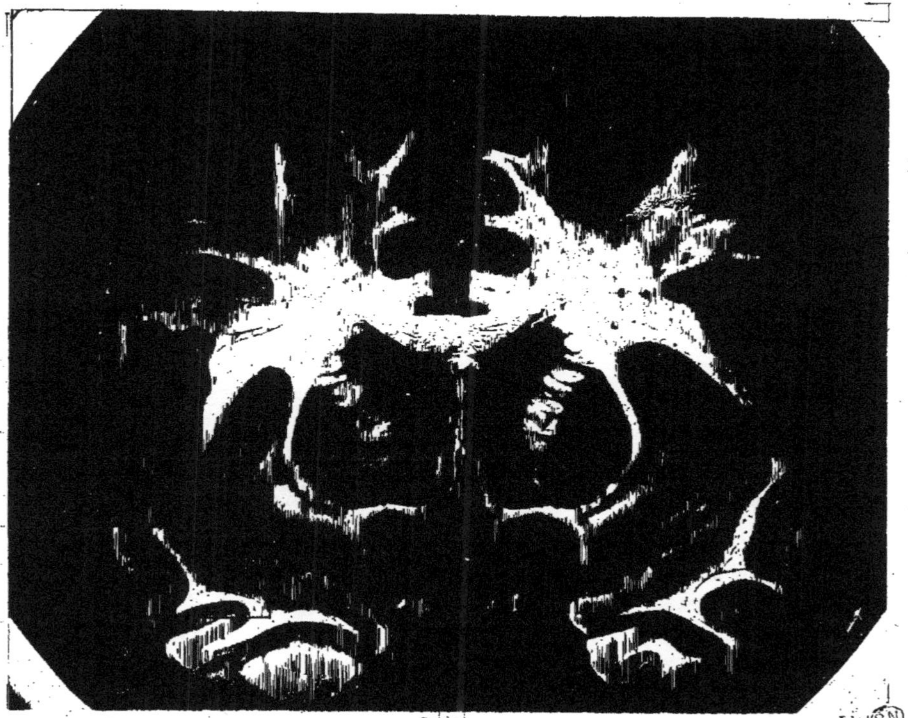
S.S.
S.S.
C.li.
S S

F. VAN DEN BOSCH Phot.

A. MARY. Lith.

L'étage inférieur est limité, en haut, par une ligne qui, réunissant les extrémités externes des scissures de Sylvius, passe par la partie inférieure de l'insula, par le chiasma (Ch.), après avoir traversé le pédicule du lobe sphénoïdal; en dehors et en bas, par le profil des cinq circonvolutions temporales. Étage inférieur

Cet étage présente un centre médullaire lobaire (C. l. i.) plus développé que sur la face postérieure de la zone précédente. Son pédicule (P. C. l. i.), long de 0^m015 et large de 0^m005, est composé de traînées blanches et grises parallèles, les traînées grises dominant en dedans, les traînées blanches en dehors. Les traînées grises sont une dépendance du noyau lenticulaire et de l'avant-mur. Les traînées blanches viennent : les externes, du fasciculus uncinatus; les internes, de la capsule externe. Ce centre principal donne lieu à cinq centres lobulaires qui se distribuent aux cinq circonvolutions temporales. Les deux lobules extrêmes, premier et cinquième, se distinguent des autres : le premier par sa longueur, l'autre par son épaisseur.

Le premier est celui de la première temporale dont les versants profonds sont dus : en haut, à la scissure de Sylvius; en bas, à la scissure parallèle (S. P.).

Le cinquième, de forme quadrilatère, limite en dedans le confluent médian antérieur et l'extrémité antérieure de la portion latérale de la grande fente cérébrale de Bichat. Il est très riche en substance grise dans sa partie supérieure et interne. Cette substance grise dépend du noyau amygdalien ou ganglion olfactif de quelques auteurs.

L'étage moyen est compris entre la limite inférieure de l'étage supérieur et la limite supérieure de l'étage inférieur. Étage moyen.

Il présente, *(a)* sur la ligne médiane, le septum lucidum (S. L.), long de 0^m004; les piliers antérieurs du trigone cérébral (P. T.), haut de 0^m007; la commissure cérébrale antérieure (C. C. A.), la racine grise des nerfs optiques (R. g. N. op.) et le chiasma; *(b)* sur les parties latérales deux districts : le *district ganglionnaire* et le *district insulaire.*

Le district ganglionnaire est divisé en deux parties par la capsule interne : le noyau caudé (N. C.) supérieur et interne; le noyau lenticulaire (N. L.) inférieur et externe.

La capsule interne (C. i.), tout à fait blanche, sans aucun

mélange de stries grises, est rectiligne au lieu d'être courbe comme sur la face précédente. Son extrémité interne a subi un mouvement d'expansion de manière à représenter une sorte de tête, et un mouvement d'élévation de façon à être ramenée sous l'épendyme du ventricule moyen; par conséquent, elle a coupé en deux la portion caudée. La portion supérieure de son extrémité interne présente un petit noyau de substance jaunâtre empruntée à l'extrémité antérieure de la couche optique (C. op.).

Le corps strié, ainsi séparé en deux parties par la capsule interne, ne conserve plus le nom de noyau caudé que dans la partie sus-jacente à cette capsule; la portion inférieure, sous-jacente à l'extrémité interne, adjacente à la ligne médiane, se continue avec la substance gris-pâle ou sous-méningitique correspondant aux origines internes du nerf olfactif et à l'espace perforé quadrilatéral (E. P. Q.). Le noyau caudé proprement dit se trouve en conséquence très réduit, sous forme de queue, par rapport au volume qu'il occupait sur la face postérieure de la zone précédente. L'étendue des deux parties du noyau caudé coupé par la capsule interne est égale à celle qu'il présentait avant sa section.

Le noyau lenticulaire de forme triangulaire, à base externe, à sommet interne, est divisé en trois segments d'inégale grandeur et de couleurs différentes [1].

Le segment externe ou putamen de Burdach est aussi étendu à lui seul que les deux autres ensemble. Il est gris; les deux autres sont gris jaunâtre. Ces trois segments sont séparés les uns des autres par des lamelles blanches concaves en dedans, concentriques à la capsule externe (C. e.). Le sommet du noyau lenticulaire est distant d'environ un centimètre de la ligne médiane. Cet espace est occupé par un amas de substance grise de forme triangulaire : c'est la portion inférieure du noyau caudé telle que nous l'avons décrite ci-dessus. Elle communique avec le noyau lenticulaire par une partie rétrécie de substance grise limitée, en dedans et en haut, par la partie la plus déclive de la capsule interne; en dehors et en bas, par un gros point blanc

[1] Pour se rendre bien compte de la disposition de ces trois segments, voir la photographie représentant la face postérieure de la quatrième zone.

Zones de 0.01 d'Epaisseur

QUATRIÈME ZONE

(face Postérieure)

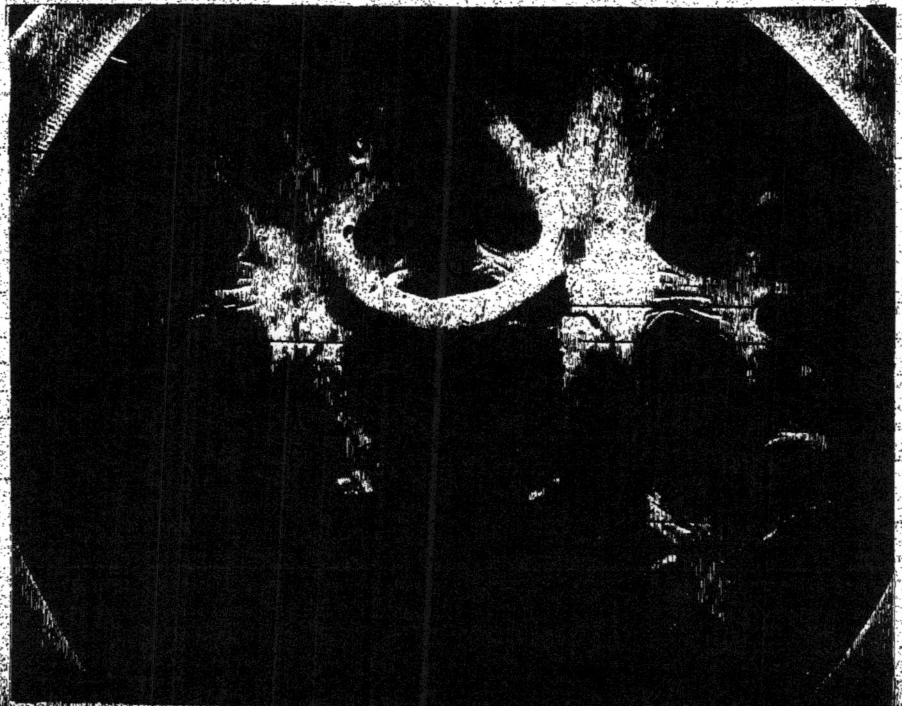
4.F
C.P.A
T.C
C.op
S.S
N.L
S.P
S.R.
N.C.
C.i
C.e.
F.U.
C.
V.M.
Ei.V.L
C.l.i

Zones de 0.01 d'Epaisseur

QUATRIÈME ZONE

(face Antérieure)

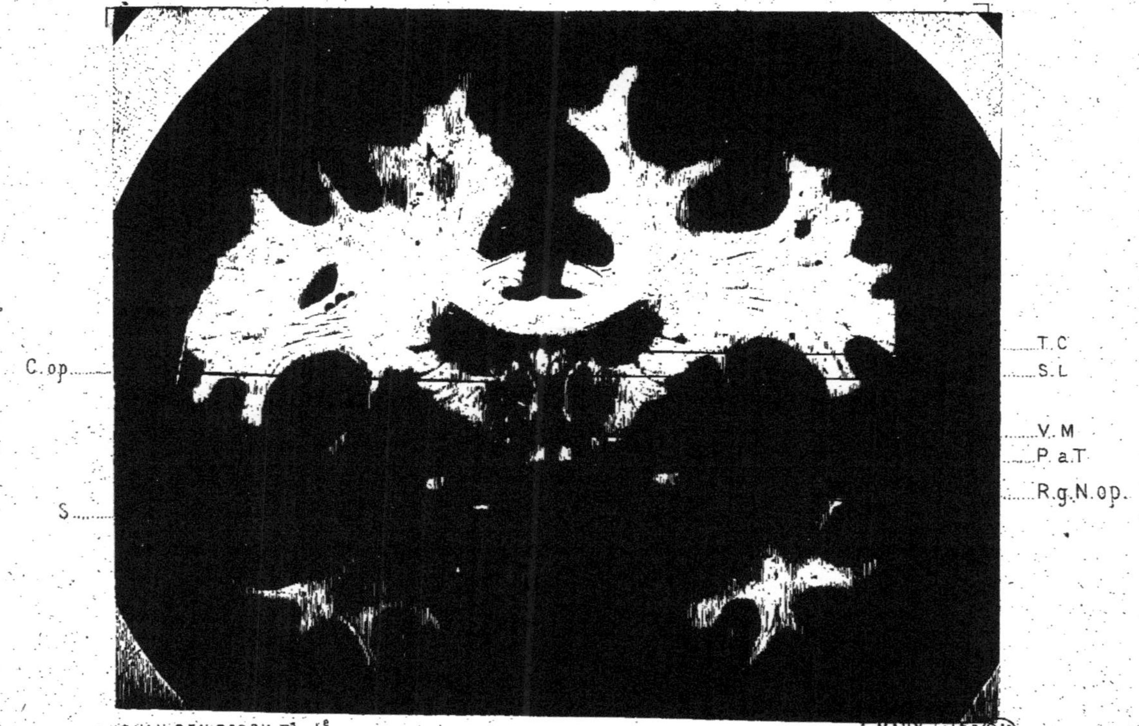
C. op
S
T. C
S. L
V. M
P. a.T
R.g.N.op.

F. VAN DEN BOSCH. Phot.e

A. MARY. Litho

de forme allongée, section de la commissure cérébrale antérieure (C. C. A.).

En dehors du noyau lenticulaire, nous trouvons, comme sur la face postérieure de la zone précédente : la capsule externe, l'avant-mur (C.) et le fasciculus uncinatus (F. U.). La capsule externe n'offre qu'une légère concavité embrassant le putamen : comme précédemment, elle représente, avec le fasciculus uncinatus, le district médullaire considérablement réduit. L'avant-mur est plus court, plus rectiligne, plus large en bas, plus effilé à son extrémité supérieure; enfin, le fasciculus uncinatus, vertical, brisé un peu au-dessus de la partie moyenne, envoie un ou deux prolongements dans les circonvolutions de l'insula. Le profil périphérique de cet étage moyen (*district insulaire*) commence à présenter quelques légères ondulations qui s'harmonisent avec les prolongements du fasciculus. Si nous comparons cette face à la face postérieure de la zone précédente, nous constatons : que le noyau extra-ventriculaire a complètement changé de forme; de biconvexe ou lenticulaire, il est devenu triangulaire dans le sens qui a été indiqué. Ce changement de forme a entraîné des modifications dans la direction de la capsule externe de l'avant-mur et du fasciculus uncinatus. Ces modifications elles-mêmes résultent de la projection en dehors de la partie inférieure externe de la lentille.

QUATRIÈME ZONE

Face antérieure. — T. C., trigone cérébral. — S. L., septum lucidum. — V. M., ventricule moyen. — P. a. T., piliers antérieurs du trigone cérébral. — R. g. N. op., racine grise des nerfs optiques. — S., stries du pédicule du centre lobaire inférieur. — C. op., couche optique.

Face postérieure. — S. R., scissure de Rolando. — N. C., noyau caudé. — C. i., capsule interne. — C. e., capsule externe. — F. U., fasciculus uncinatus. — C., claustrum. — V. M., ventricule moyen. — E. i. V. L., étage inférieur du ventricule latéral. — C. l. i., centre lobaire inférieur. — B. op., bandelette optique. — T. m., tubercules mamillaires. — S. P., scissure parallèle. — N. L., noyau lenticulaire. — S. S., scissure de Sylvius. — C. op., couche optique. — T. C., trigone cérébral. — C. P. A., circonvolution pariétale ascendante. — 4. F., quatrième circonvolution frontale.

Face antérieure. La face antérieure de cette quatrième zone correspond à la face postérieure de la zone précédente et en présente les mêmes accidents avec les différences suivantes :

On trouve sur la ligne médiane au-dessous du corps calleux :

1° Un massif triangulaire composé de quatre éléments, deux médians inférieurs (section du septum lucidum) séparés dans le milieu par un espace linéaire (ventricule de la cloison), deux supéro-externes, sections des piliers antérieurs du trigone (P. a. T.).

2° Le commencement du ventricule moyen ou troisième ventricule (V. M.). Il est borné, en dehors et en haut, par le commencement des couches optiques (C. op.), dont le stratum zonale (enveloppe blanche) est très manifeste ; en bas, par un massif de substance grise compris entre le chiasma (Ch.) et la section inférieure des piliers antérieurs, en haut, et sur les côtés avec la lamelle blanche qui limite les extrémités correspondantes du noyau lenticulaire et de la capsule interne.

Sur les parties latérales on remarque : *(a)* le sillon opto-strié dans lequel se trouvent la lame cornée, la veine du corps strié, le tænia semi-circularis, formant cloison entre le noyau caudé et la couche optique, et aboutissant à la capsule interne dont il semble être une dépendance. Il est à remarquer que la bandelette demi circulaire envoie des processus nombreux dans la couche optique et que rien de semblable ne s'observe dans le noyau caudé.

(b) La section de l'extrémité antérieure de la couche optique avec le stratum zonale. Ce dernier contraste par sa blancheur opaque avec l'aspect pâle du bord épendymaire du noyau caudé. Cette enveloppe de la couche optique aboutit en haut à la lame cornée et au tænia ; et en bas, à la capsule interne et aux piliers antérieurs du trigone.

Face postérieure. *Étage supérieur.* La limite inférieure de cet étage suit une ligne qui réunit les deux scissures de Sylvius (S. S.) en passant de chaque côté par le sommet de l'insula, la partie supérieure du noyau caudé (N. C.) et le bord inférieur du corps calleux. (C. C.)

La limite externe et supérieure suit la coupe d'une série de plis ou d'anfractuosités séparés en deux catégories par la scissure de Rolando (S. R.).

Cet étage supérieur est divisé en deux parties égales par la grande scissure médiane (S. M.) dont les parois sont formées par des plis médians ou falciens au nombre de trois, qui appartiennent en allant de bas en haut à la circonvolution du corps calleux et aux deux plis de la face interne de la première frontale séparés par la scissure frontale interne, de même que le pli frontal inférieur est séparé de la circonvolution crêtée par la scissure festonnée. Le corps calleux constitue une commissure haute de cinq millimètres. Il est courbe, à convexité inférieure, à concavité supérieure. Le bord inférieur convexe est en rapport sur le milieu avec la voûte à trois piliers, et forme sur les côtés la voûte du ventricule latéral en recouvrant à distance la couche optique (C. op.), le sillon opto-strié et le noyau caudé.

Le bord supérieur concave reçoit perpendiculairement sur la ligne médiane la grande scissure interhémisphérique, et latéralement forme le plancher du ventricule du corps calleux. Ce bord est sensiblement plus court que le précédent.

Les extrémités ou cornes latérales se confondent en haut et en dehors avec la partie interne du centre lobaire.

Ce centre lobaire supérieur, de quinze millimètres de largeur, se trouve divisé en deux centres lobulaires. Ces centres lobulaires sont, l'un supérieur interne, l'autre inférieur externe. Le premier, de beaucoup le plus considérable, mesure 0m025 de largeur. Il envoie des prolongements gyraires :

1° A la circonvolution crêtée;

2° Aux deux plis médians ou falciens de la première frontale;

3° A la partie supérieure de la frontale ascendante (L. F.).

Le second envoie des prolongements dans la partie inférieure de la pariétale ascendante (C. P. A.).

Étage inférieur

La limite supérieure de cet étage est représentée par une ligne qui réunit les deux scissures de Sylvius en passant au-dessous de l'insula, du fasciculus uncinatus (F. U.), de l'avant-mur (C.), de la capsule externe (C. e.), du noyau lenticulaire (N. L.), de la capsule interne (C. i.), et traversant la bandelette optique (B. op.), la portion latérale de la grande fente de Bichat et les tubercules mamillaires (T. m.).

La limite périphérique est représentée par le profil des circonvolutions temporales, profil sur lequel on remarque deux profondes scissures : en haut et en dehors, la scissure parallèle (S. P.), en bas et en dedans, la scissure de la circonvolution de l'hippocampe. Cette limite inférieure est largement séparée en deux parties, droite et gauche, par une échancrure profonde de 0m028 répondant au grand confluent sous-arachnoïdien.

Cet étage inférieur se continue avec l'étage moyen par un véritable pédicule compris entre les parties profondes de la scissure de Sylvius et de la grande fente cérébrale de Bichat.

Étage moyen. Il est caractérisé par une cavité linéaire transversale (E. i. v. l.) (corne sphénoïdale du ventricule latéral) et un centre médullaire se ramifiant dans les circonvolutions temporales. L'étage moyen de cette face est borné en haut par la limite inférieure de l'étage supérieur, en bas par la limite supérieure de l'étage inférieur, et en dehors par le profil des circonvolutions insulaires.

Il présente sur la ligne médiane la section du trigone (T. C.) dont les lames appuient sur la partie supérieure des couches optiques, le ventricule moyen (V. M.), traversé par la commissure grise et borné en bas par les tubercules mamillaires dont il est cependant séparé par un noyau de substance grise en forme de V.

Son district glanglionnaire est divisé par la capsule interne en deux parties principales, l'une supéro-interne, l'autre inféro-externe.

La capsule interne, comparée à ce qu'elle est sur la face postérieure de la zone précédente, s'est allongée par en bas en se portant en dehors. Elle s'est aplatie dans le sens transversal, principalement dans son milieu (0m003 au lieu de 0m005). Son extrémité inférieure arrive à la base du cerveau adjacente à la bandelette optique, elle est striée en gris dans une étendue de 0m010. Entre cette extrémité et la couche optique se trouve un district de substance grise séparé de cette dernière couche : en dedans, par le pilier du trigone ; en haut, par un nuage de substance blanche. Ce nuage monte le long du bord interne de la capsule pour aller aboutir au tænia semi-circularis et au stratum zonale. Le district gris est lui-même partagé en deux parties inégales, l'une supérieure (petite), l'autre inférieure (plus volumineuse), par un faisceau blanc, oblique en bas et en dedans, procédant franchement de la capsule interne et semblant se confondre en dedans avec la rencontre des portions directe et réfléchie du pilier du trigone, immédiatement au-dessus du tubercule mamillaire. Je considère ce district comme formant la partie la plus reculée et la plus inférieure de la portion intra-ventriculaire du corps strié.

La partie supéro-interne est elle-même divisée en trois portions par deux lamelles blanches. De ces trois portions, la supérieure (noyau caudé) et l'inférieure (tubercules mamillaires) sont à peu près d'égale dimension ; la moyenne (couche optique) est de beaucoup plus étendue, elle a 0^m016 de diamètre transversal et 0^m025 dans son plus grand diamètre oblique en bas et en dedans.

Cette portion répond, par sa face externe, à la capsule interne excavée pour la recevoir, par sa face interne, au troisième ventricule. Cette portion est séparée du noyau caudé par le tænia semi-circulaire ; en haut et en dedans elle est bornée par la toile choroïdienne et les lames du trigone.

La partie inféro-externe n'est autre que la lentille qui déjà, depuis la coupe précédente, ne mérite plus son nom puisqu'elle possède une forme triangulaire.

Elle présente toujours, dans les mêmes proportions relatives, les trois segments que séparent des lamelles blanches concentriques procédant de la capsule interne. Cette origine paraît plus nette que sur les coupes précédentes.

La lentille a subi, dans son diamètre transversal, une diminution de 0^m006. Elle se continue en bas avec la substance grise corticale de la cinquième temporale (circonvolution de l'hippocampe).

Le district médullaire comprend, ainsi que nous l'avons envisagé précédemment, le fasciculus uncinatus et la capsule externe. Sur la photographie, on voit le fasciculus se continuer avec les fibres arquées. Le fait est manifeste en haut du côté droit ; à gauche il est plus obscur, mais on peut le suivre dans toute l'étendue de la première temporale. L'avant-mur, moins large en haut qu'en bas, semble se confondre, par ce dernier point, avec la substance de l'écorce. L'insula ne forme plus qu'une saillie triangulaire dont la base ne mesure que 0^m018 et la hauteur 0^m008.

CINQUIÈME ZONE

FACE POSTÉRIEURE. — S. M., scissure médiane. — C. C., corps calleux. — T. C., trigone cérébral. — C. i., capsule interne. — S. S., scissure de Sylvius. — S. P., scissure parallèle. — C. G., corps genouillés. — E. I. P., espace interpédonculaire. — P. A., protubérance annulaire. — L. N., locus niger de Sœmmering. — P. C., pédoncule cérébral. — C. b., corps bordant. — C. g., corps godronné. — C. A., corne d'Ammon. — E. i. V. L., étage inférieur du ventricule latéral. — N. S., noyau jaune de Stilling. — C. op., couche optique. — V. M., ventricule moyen. — N. C., noyau caudé. — L. P. i., lobule pariétal inférieur. — C. P. A., circonvolution pariétale ascendante. — S. R., scissure de Rolando. — L. P., lobule paracentral.

Face antérieure. La face antérieure de cette zone est identique à la face postérieure de la zone précédente.

Cependant la traînée blanche qui limite en dehors la couche optique, est moins continue à la capsule interne; elle en est même séparée sur certains points par une ligne de substance grise. Cette ligne se confond en bas avec la substance grise sous-jacente au nuage. Elle n'est que l'apparition du noyau intrà-ventriculaire du corps strié dans le vide que laissent, à ce niveau, la capsule interne en dehors et la calotte blanche de la couche optique en dedans.

La fusion de l'avant-mur avec l'écorce de la première temporale est patente à droite.

Face postérieure. La face postérieure présente les trois étages : 1° supérieur; 2° inférieur; 3° moyen ou ganglio-insulaire.

Étage supérieur. L'étage supérieur est limité en bas par une ligne (S. S.) qui réunit les deux scissures de Sylvius en passant par l'insula, le bord supérieur du noyau caudé (N. C.) et le bord inférieur du corps calleux (C. C.); en dehors et en haut, par le profil des circonvolutions des deux lobes pariétaux.

Il présente sur la ligne médiane la partie supérieure de la scissure médiane (S. M.) d'une longueur de $0^{m}040$ et le mésolobe (C. C.) d'une hauteur de $0^{m}005$.

Sur les parties latérales on aperçoit la corne du corps calleux se comportant vis-à-vis du centre médullaire comme on l'a vu sur la zone précédente.

CINQUIÈME ZONE

(face Antérieure)

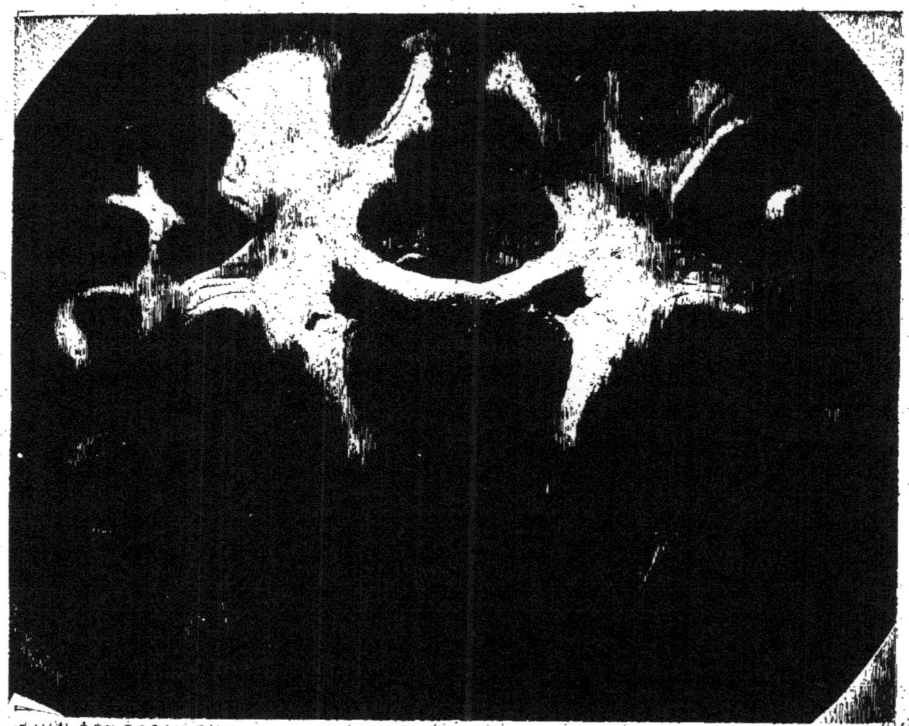

F. VAN DEN BOSCH, Phot. A. MARY Litho. (B.N.)

Zones de 0.01 d'Épaisseur

CINQUIÈME ZONE

(face Postérieure.)

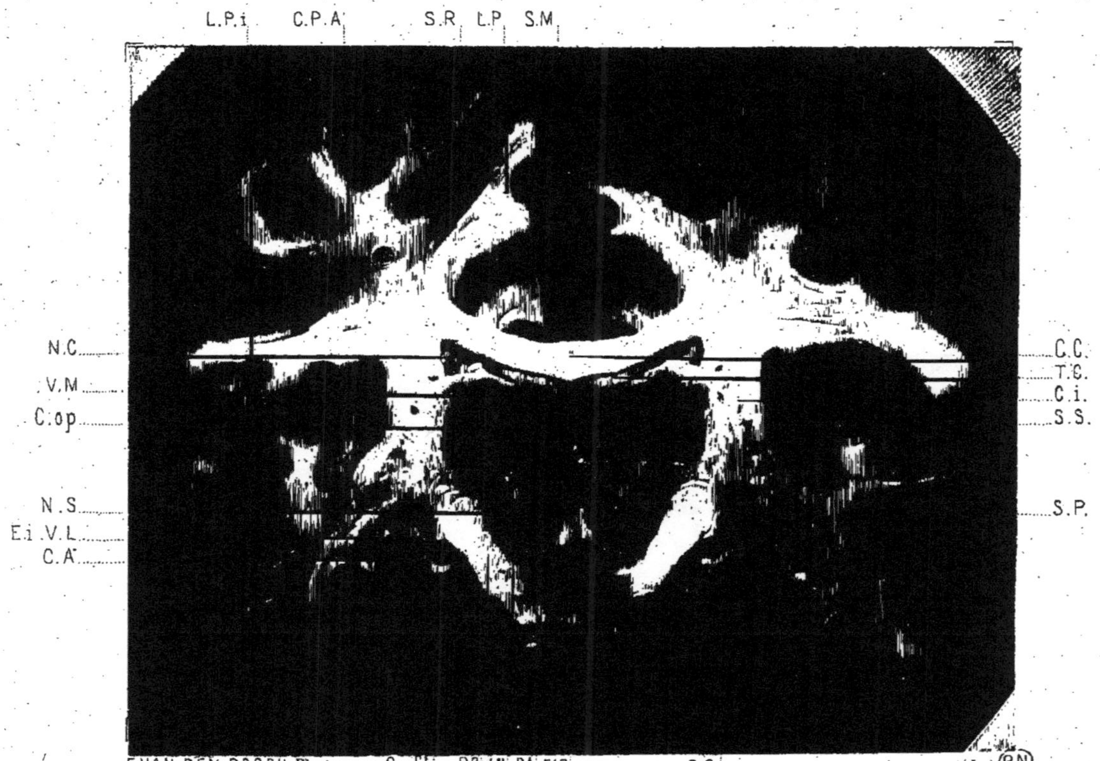
L.P.i
C.P.A
S.R
L.P
S.M
N.C
V.M
C.op
N.S
Ei.V.L
C.A
C.C
T.C
C.i.
S.S.
S.P.
C.g
Cb
P.C
L.N
P.A
E.L.P
C.G

F. VAN DEN BOSCH. Phot.

A. MARY. Litho. (B.N)

Le centre lobaire dans lequel se rend cette corne, se subdivise en quatre centres lobulaires : 1° l'interne inférieur, correspondant à la circonvolution du corps calleux; 2° l'interne supérieur (L. P.), très oblique en haut et en dedans, au lieu d'être vertical comme à la région frontale, correspondant au lobule paracentral dans la partie médiane; 3° le moyen correspondant à la pariétale ascendante (C. P. A.); 4° l'externe, correspondant au pédicule du lobule pariétal inférieur (L. P. i). Le second centre est séparé du troisième par une scissure profonde, scissure de Rolando (portion interne) (S. R.).

Étage inférieur.

L'étage inférieur est limité en haut par une ligne réunissant les scissures de Sylvius en passant par l'extrémité externe de l'étage inférieur du ventricule latéral (E. i. V. L.), suivant la base de la voûte de cette cavité et se continuant sur le trajet du bord externe du pédoncule cérébral (P. C.). Il est borné en bas et en dehors par le profil des circonvolutions temporales comme dans l'étage homologue de la zone précédente. Il existe, entre les deux moitiés droite et gauche de l'étage inférieur, un vaste espace, avec cette différence qu'ici la voûte est occupée par la partie antérieure de la protubérance annulaire (P. A.). Chaque partie latérale de cet espace est caractérisée par une section de la corne sphénoïdale du ventricule latéral dont la voûte est formée : en dedans, par la substance médullaire; en dehors, par le pédoncule cérébral, au milieu, par un massif de substance gris-jaune (corps genouillés) (C. G.) enveloppée d'une lamelle de substance blanche.

Le plancher est constitué : au milieu, par la corne d'Ammon (C. A.) et le corps bordant (C. b.); en dedans, par la circonvolution de l'hippocampe; en dehors, par une saillie répondant au fonds de l'anfractuosité comprise entre la quatrième et la cinquième temporale. Cette légère saillie (petit hippocampe), de même que la corne d'Ammon, est revêtue d'une lamelle blanche d'un millimètre d'épaisseur environ, c'est à dire d'une épaisseur égale à celle du corps bordant, au-dessous duquel on aperçoit la section du corps godronné (C. g.).

Étage moyen.

L'étage moyen est borné en haut par la limite inférieure de l'étage supérieur; en bas, par la limite supérieure de l'étage inférieur.

Il présente sur la ligne médiane : 1° la section des lamelles du trigone cérébral (T. C.) (commencement des piliers postérieurs); 2° la section du troisième ventricule (V. M.) ayant pour voûte immédiate à l'état frais la toile choroïdienne; 3° un tractus blanc séparant les deux noyaux jaunes de Stilling (N. S.); 4° la rencontre des deux locus niger de Sœmmering (L. N.); 5° l'espace interpédonculaire (E. I. P.); 6° la portion correspondante de la protubérance annulaire.

Ici, comme précédemment, nous divisons la surface de cet étage en trois districts : ganglionnaire, plexus choroïde, médullaire, insulaire.

Le district ganglionnaire comprend, en allant de haut en bas, sur sa partie interne : 1° le ventricule latéral, dans lequel se voit la lamelle du trigone cérébral; il a pour voûte le corps calleux et pour plancher la face supérieure de la lamelle du trigone, le plexus choroïde, le sillon opto-strié et le noyau caudé; 2° les sections du noyau caudé, du tænia, de la couche optique, du noyau jaune de Stilling. Ce dernier est un amas de substance jaune ou rouge-gris de forme triangulaire. Il est enveloppé d'une lamelle blanche, espèce d'auréole qui émet des flammes par son intérieur et par son extérieur. Les flammes de l'intérieur segmentent le noyau de Stilling, celles de l'extérieur en font autant dans la couche optique dans trois directions différentes.

1° Le prolongement interne aboutit à la rêne antérieure du conarium. Ce prolongement sépare la couche optique proprement dite de la masse grise qui tapisse la partie inférieure de la face interne. Cette masse grise, sous forme lamellaire dans le sens vertical, sous-épendymaire, rappelle tout à fait par son aspect la couche de même nom du corps strié.

2° Le prolongement moyen le plus accusé des trois coupe la couche optique à l'union de son tiers interne avec son tiers externe.

3° Le troisième ou externe aboutit à la portion externe du stratum zonale, en établissant une séparation entre la partie inférieure de la couche optique et un petit district de substance grise embrassant l'extrémité interne du locus niger.

Ces trois prolongements blancs, joints à une traînée laiteuse de 2 millimètres de large, située à l'union du tiers supérieur interne et des deux tiers inférieurs externes de la couche optique, produisent dans cette masse grise quatre centres; l'un, est supérieur externe; les trois autres sont inférieurs externes.

Sous le rapport de l'étendue, ces centres peuvent être rangés de la manière suivante :

1° L'inférieur interne, de forme triangulaire, de 10 millimètres du sommet à la base;

2° Le supérieur interne, large de 5 millimètres, long de 12 millimètres;

3° Le centre externe, de 5 millimètres carrés;

4° L'inférieur de 1 millimètre de large et de 2 millimètres de long.

Au-dessous du noyau de Stilling, et séparé de lui par une traînée de substance grise faisant suite à la substance grise interpédonculaire, on trouve le locus niger de Sœmmering (L.N.), noirâtre, interposé entre ce noyau et le pédoncule cérébral, se perdant par son extrémité supérieure dans la substance grise sous-jacente au prolongement externe de la lamelle blanche du noyau jaune, aboutissant par son extrémité inférieure à l'espace interpédonculaire.

Plus bas, on rencontre la section du pédoncule cérébral (P.C.) dont l'extrémité supérieure se confond en haut avec la partie interne de la substance blanche, interposée entre la couche optique et l'insula. Elle est en rapport en bas et en dehors avec deux noyaux jaunes, entourés de substance blanche. Ce sont les corps genouillés. L'extrémité inférieure du pédoncule pénètre dans la protubérance annulaire.

La région médullaire a la forme d'un tronc d'arbre à base bifurquée. Cette base contribue à former, comme nous l'avons dit, la voûte de l'étage inférieur ou corne sphénoïdale du ventricule latéral. La branche interne de la bifurcation fait suite au pédoncule cérébral; la branche externe se perd dans le centre lobaire inférieur. On remarque sur cette dernière branche une traînée de stries et de points gris obliques en bas et en dehors, points ou stries séparés par de petits tractus blancs; c'est la partie la plus reculée du noyau lenticulaire. On aperçoit sur la partie externe du centre médullaire les derniers vestiges de l'avant-mur, sur sa partie interne, à côté de la couche optique, une ligne grise verticale, parallèle à l'avant-mur, et une ligne blanche qui aboutit en haut plutôt au stratum zonale qu'au tænia semi-circularis, en bas au noyau rouge de Stilling.

La région insulaire ne mesure plus à sa base que 0m010 de long, et son profil n'accuse que deux circonvolutions à peu près rudimentaires.

SIXIÈME ZONE

FACE POSTÉRIEURE. — L. P., lobule paracentral. — C. C. C., circonvolution du corps calleux. — C. C., corps calleux. — S. op. S., sillon opto-strié. — Pul., pulvinar (extrémité postérieure de la couche optique). — T. C., trigone cérébral. — A. S., aqueduc de Sylvius. — C. L. i., centre lobaire inférieur. — P. A., protubérance annulaire. — E. i. V. L., étage inférieur du ventricule latéral. — S. P., scissure parallèle. — T. Q. A., tubercules quadrijumeaux antérieurs. — S. S., scissure de Sylvius. — N. C., noyau caudé (extrémité postérieure). — L. P. i., lobule pariétal inférieur. — L. P. s., lobule pariétal supérieur.

Cette zone répond au bourrelet du corps calleux : elle embrasse la portion transversale de la grande fente cérébrale de Bichat. La section antérieure tombe juste en avant de la commissure cérébrale postérieure et sur l'anus (orifice antérieur de l'aqueduc de Sylvius); la section postérieure passe en arrière des tubercules quadrijumeaux antérieurs; cette zone comprend donc le conarium ou ses vestiges, suivant que l'ablation des membranes a été faite avec plus ou moins de précaution, ou suivant l'intégrité du viscère. La face antérieure reproduit exactement la face postérieure de la cinquième zone avec les différences suivantes :

Face antérieure.

1° La commissure cérébrale postérieure.

2° Le conarium ou ses vestiges.

3° L'échancrure ou espace qui sépare les extrémités postérieures des couches optiques, espace au niveau duquel se trouve le massif cellulo-vasculaire ou méningitique qui loge le conarium, les veines de Galien et une multitude d'artérioles.

4° L'effacement de l'auréole ou coque du noyau rouge de Stilling, et de ses flammes. Cet effacement, qu'on observe surtout en haut et en bas, établit une communication entre la

Zones de 0.01 d'Epaisseur

SIXIÈME ZONE

(face Antérieure)

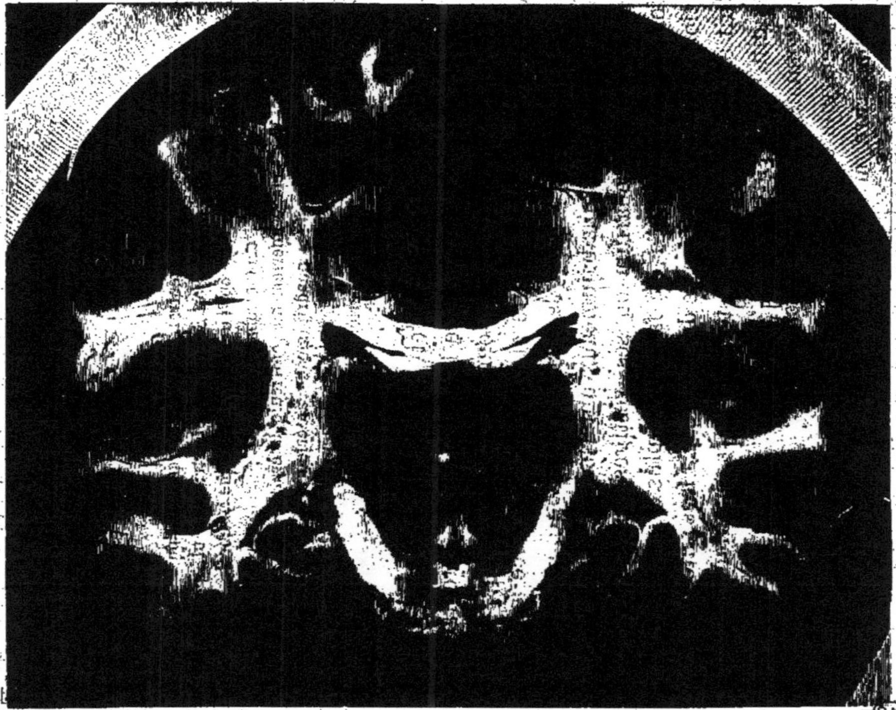

F. VAN DEN BOSCH Phot. A. MARY Lith.

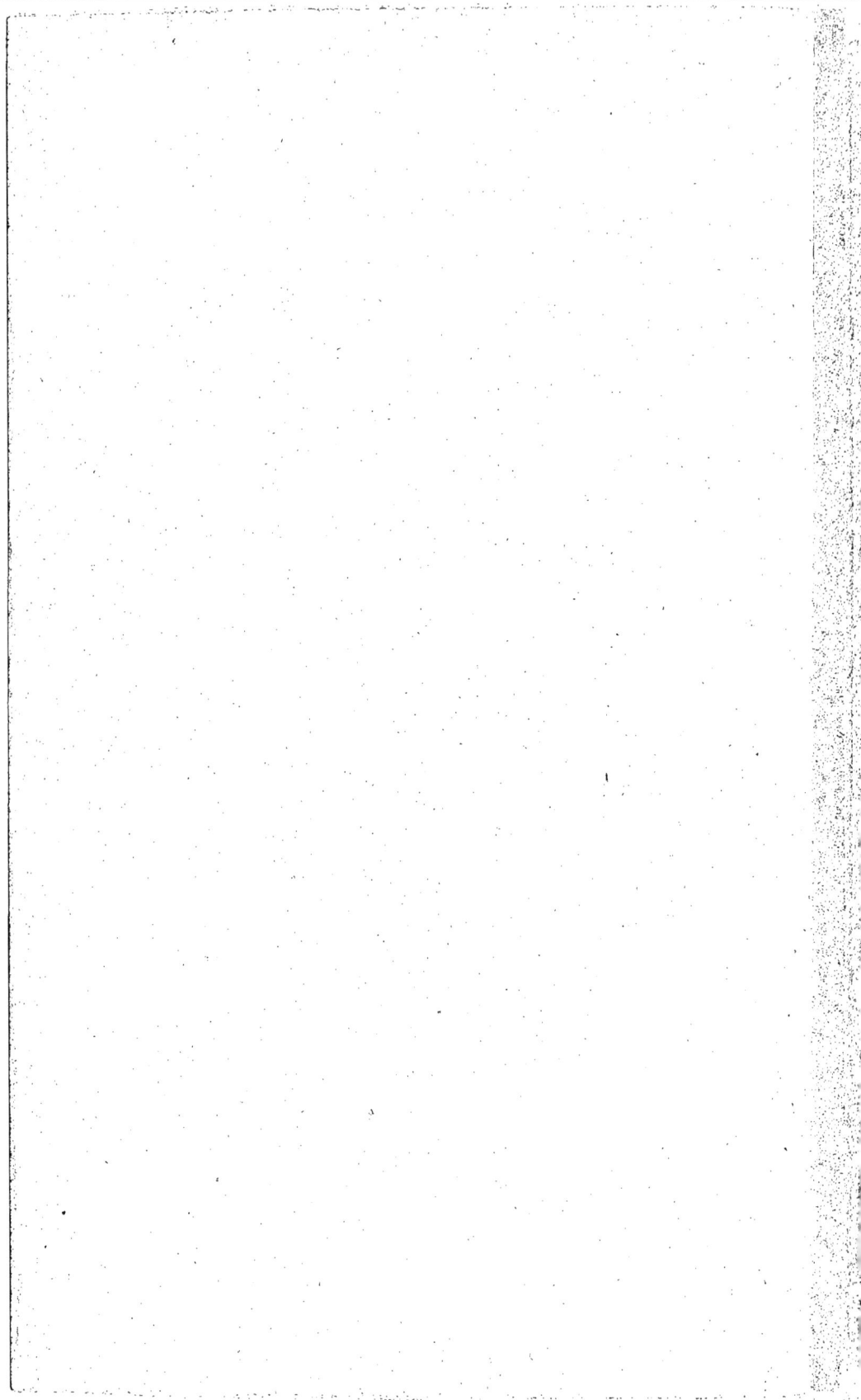

Zones de 0.01 d'Epaisseur

SIXIÈME ZONE

(face Postérieure)

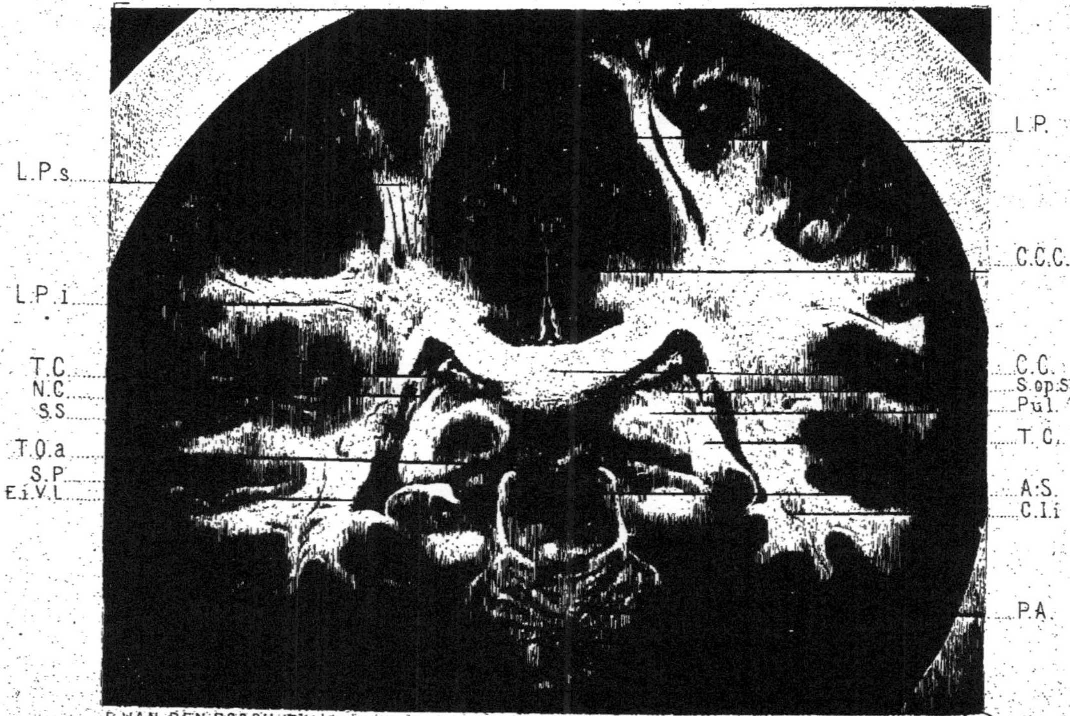
L.P.s.
L.P.i.
T.C.
N.C.
S.S.
T.O.a.
S.P.
E.i.V.L.
L.P.
C.C.C.
C.C.
S.op.S.
Pul.
T.C.
A.S.
C.I.i
P.A.

P. VAN DEN BOSCH. Phot.

A. MARY. Lith.

Zones de 0.01 d'Epaisseur

SEPTIÈME ZONE

(face Postérieure)

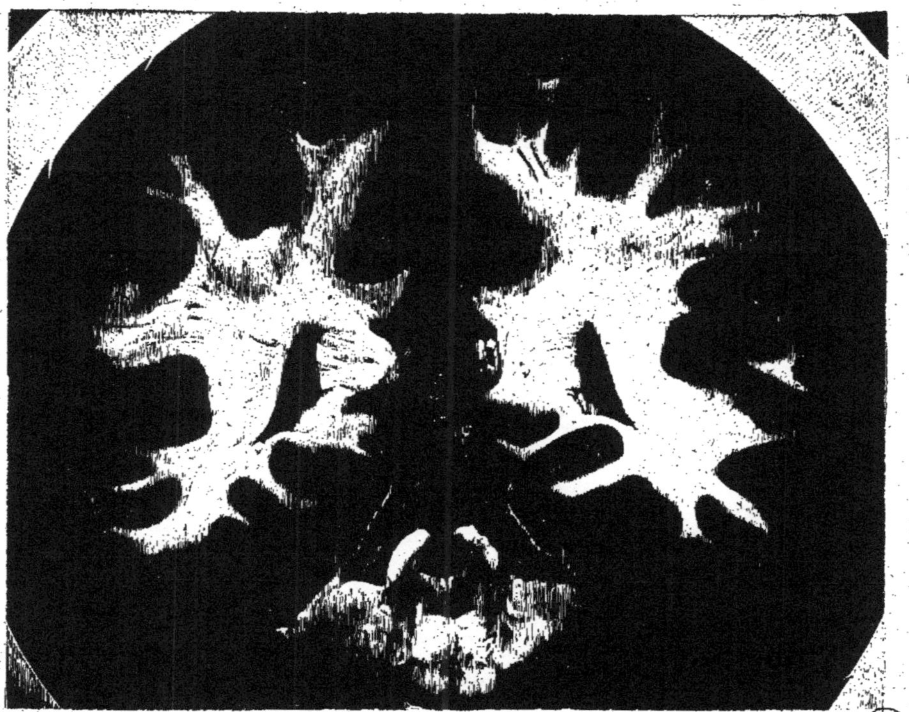

F. VAN DEN BOSCH Phot   A. MARY Lith.

Zones de 0.01 d'Epaisseur

SEPTIÈME ZONE

(face Antérieure.)

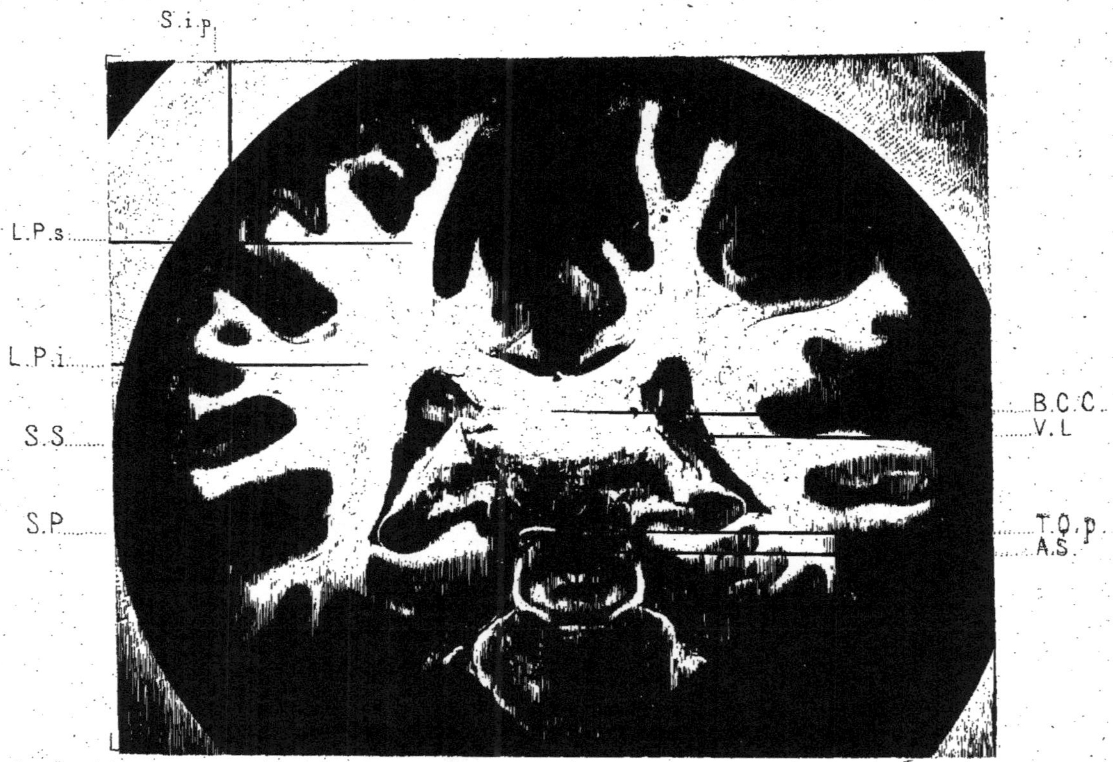
S.i.p.
L.P.s.
L.P.i.
S.S.
S.P.
B.C.C.
V.L.
T.O.p.
A.S.

F. VAN DEN BOSCH Phot.

A. MARY. Lith.

substance grise du locus niger et de la couche optique avec celle du noyau de Stilling.

Des flammes de l'auréole, l'externe seule persiste dans toute son étendue. Elle converge vers l'extrémité supérieure du pédoncule cérébral où, après avoir séparé le locus niger de la couche optique, elle renforce le centre médullaire en se dirigeant vers le tænia semi-circularis avec lequel elle semble se confondre.

5° La section des couches optiques sur lesquelles on ne distingue plus les centres précédemment décrits.

Nous distinguerons encore ici les trois étages : supérieur, moyen et inférieur. *Face postérieure.*

Cet étage a pour limite inférieure une ligne qui réunit les scissures de Sylvius (S. S.) en longeant le bord inférieur de la section du corps calleux; pour limites supérieure et extérieure, le profil des plis des lobules pariétaux interne (L. P. s.) et externe (L. P. i.). Il mesure en largeur 0^m12, et en hauteur 0^m06. Étage supérieur.

Comme précédemment, il est séparé en deux parties par la portion supérieure de la scissure interhémisphérique. Cette dernière a des parois caractéristiques : chacune d'elles n'est plus formée que par deux plis volumineux : l'inférieur, le plus étendu, répondant à la partie antérieure de la base de la crête de la circonvolution du corps calleux (C. C. C.) (voir pl. II, fig. 9); le supérieur, le plus petit, répondant à la partie la plus reculée, par conséquent à la substance corticale seulement, du lobule paracentral (L. P.).

Les centres médullaires de cet étage n'offrent rien de particulier.

Il rappelle tout à fait celui de la face précédente, avec cette différence cependant que la voûte de sa portion ventriculaire (E. i. V. L.) n'existe plus. Ses limites sont analogues à celles de l'étage inférieur de la face précédente. Étage inférieur.

Cet étage ne mérite plus le nom de ganglio-insulaire, car l'insula a complètement disparu. Étage moyen.

Il n'est plus que ganglionnaire. Il a la forme d'un trapèze irrégulier, dont le côté externe rectiligne, divergeant en bas et en dehors, aboutit au bord externe de l'étage inférieur du ventricule latéral; le côté supérieur, convexe en bas, répond au corps calleux; l'inférieur répond au plancher de l'étage inférieur du ventricule latéral et au trajet courbe, que suit en bas le stratum zonale de l'isthme (couche blanche périphérique).

La portion médiane de cette figure comprend : 1° la portion transversale de la grande fente cérébrale de Bichat, avec les objets qu'elle embrasse et qui ont déjà été énumérés; 2° la section *(a)* des tubercules quadrijumeaux (T. Q. A.) au niveau de leur sillon transversal *(b)*; de l'aqueduc de Sylvius (A. S.) et de l'isthme. (Nous laissons de côté la protubérance annulaire dont l'étude sera faite dans un travail particulier.)

L'aqueduc de Sylvius, de forme losangique, est entouré de quatre couronnes concentriques de substance nerveuse, dont trois grises et une blanche, cette dernière occupant le troisième rang si on procède de dedans en dehors. Des deux internes, la sous-épendymaire, sensiblement plus pâle que l'autre, est identique, comme couleur, à la couche sous-épendymaire de certains autres districts, déjà signalés, et à la couche superficielle ou sous-méningitique de l'écorce.

La troisième est blanche linéaire pointue; la quatrième, grise, n'a pas de limites précises en dehors : c'est une atmosphère qui se perd en haut dans les tubercules quadrijumeaux; en bas, elle est séparée de la protubérance annulaire :

1° Par un district de substance blanchâtre;

2° Par une traînée grise;

3° Par une lamelle blanche continue à celle qui enveloppe l'isthme.

Sur les parties latérales de cet étage on aperçoit de dedans en dehors :

(a) L'extrémité postérieure de la couche optique (Pul.) (pulvinar) surplombant les corps genouillés et les tractus blancs qui les unissent aux tubercules quadrijumeaux. Les pulvinars ont été légèrement entamés par la section un peu moins à droite qu'à gauche. Sur le dernier côté, la section permet de constater qu'à ce niveau la couche optique est constituée par un noyau d'un gris jaune, enveloppé de deux zones : l'interne grise, l'externe blanche (continuation du stratum zonale ou de la bandelette demi-circulaire).

(b) Tout à fait en dehors, la fin du noyau caudé se recour-

bant sur la partie postérieure de la face externe de la couche optique.

(c) Entre la couche optique et le noyau caudé, la partie postérieure du sillon opto-strié (S. op. S.) servant de poulie de réflexion au pilier postérieur du trigone, allant former le corps bordant. A gauche, le pilier est enlevé; il est en partie respecté à droite.

SEPTIÈME ZONE

FACE ANTÉRIEURE. B. C. C., bourrelet du corps calleux. — V. L., ventricule latéral. — T. Q. P., tubercules quadrijumeaux postérieurs. — A. S., aqueduc de Sylvius. — S. P., scissure parallèle. — S. S., scissure de Sylvius. — L. P. i., lobule pariétal inférieur. — L. P. s., lobule pariétal supérieur. — S. i. p., scissure interpariétale.

Cette zone ne présente plus aucun vestige de l'étage moyen ou ganglio-insulaire. Sous ce rapport elle appartient encore plus que la première aux annexes ou cornes. Comme celle-ci, elle est composée de deux portions, l'une périphérique, l'autre, ventriculaire; seulement, au lieu d'une conque, c'est un trou qui représente la section du ventricule (V. L.).

Face antérieure. Ls corps calleux (B. C. C.) mesure $0^{m}015$ dans son milieu; il a la forme de la lettre X dont les bras supérieurs sont dirigés en haut et en dehors, pour aller se confondre avec la substance médullaire. Ces bras inférieurs, dirigés en bas et en dehors, se confondent avec la lamelle blanche qui rêvet la corne d'Ammon, et par cette lamelle blanche avec la substance médullaire proprement dite. Les extrémités des bras d'un même côté de l'X sont réunies entre elles par un tractus de substance médullaire de $0^{m}01$ d'épaisseur, et légèrement oblique en bas et en dehors. L'espace compris entre ce tractus et les bras correspondants du corps calleux constitue la section du ventricule latéral haute de $0^{m}025$.

Face postérieure. La face postérieure ne présente rien de particulier. Pour cette zone la périphérie est constituée par le profil des circonvolutions des lobules pariétaux supérieur et inférieur, et par celui des circonvolutions temporales : ce dernier est séparé du premier par la fin de la scissure de Sylvius.

Quand la section porte sur l'encéphale, l'isthme et la protubérance se trouvent intéressés à peu près au niveau du sillon transverse des tubercules quadrijumeaux. On remarque alors sur cette section, en allant du centre à la circonférence :

1° Un trou de forme losangique (aqueduc de Sylvius) (A.S.) autour duquel se trouvent rangées les quatre colonnes déjà décrites sur la face antérieure. Toutefois, la pointe de la couronne linéaire blanche s'est épaissie et ouverte. L'épaississement constitue deux petits noyaux blancs séparés par l'orifice qui occupe la ligne médiane; cette couronne a donc la forme d'un ballon. L'aqueduc de Sylvius se trouve à égale distance de l'orifice du ballon et de la superficie du sillon des tubercules quadrijumeaux.

2° Au-dessous des éléments qui précèdent se trouve une bourse blanche de $0^{m}008$ de largeur et de $0^{m}002$ de hauteur, remplie de substance grise, et dans l'ouverture de laquelle est reçue à distance la pointe du ballon. Cette bourse, de même que les couronnes sus-jacentes, est comprise dans une atmosphère de substance grise qui s'étend jusqu'à l'écorce blanche périphérique.

PL. 3.

Fig. 11.

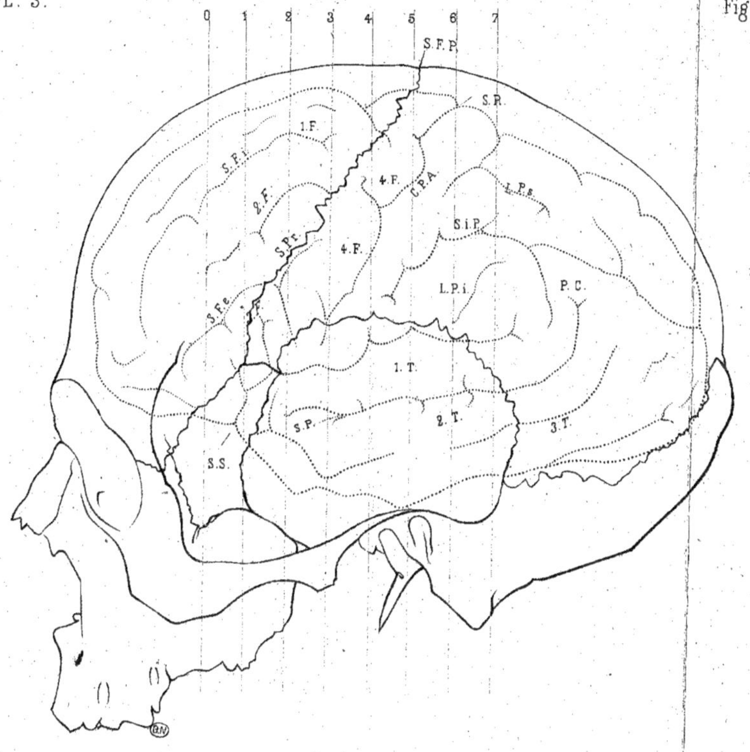

0
1
2
3
4
5
6
7
S.F.P.
S.R.
1.F.
S.F.i.
2.F.
4.F.
C.P.A.
L.P.s.
S.i.P.
S.Pr.
4.F.
L.P.i.
P.C.
S.F.e.
1. T.
S.P.
2. T.
3.T.
S.S.

LITH. A. MARY Bt

G. Férré. Del.

TOPOGRAPHIE

DE LA

PORTION MÉSO-LOBAIRE DU CERVEAU

PAR RAPPORT A LA PAROI CRANIENNE

Comme complément de la description zonale, je ne puis pas ne pas signaler les rapports que la portion méso-lobaire du cerveau affecte avec ses enveloppes protectrices. Ces rapports sont les seuls qui intéressent directement le chirurgien.

MM. Turner, Broca, Feré, Lucas Championnière, Proust et Terrillon s'en sont déjà occupés, et on sait avec quelle compétence. Cependant il serait peut-être plus simple de procéder autrement qu'ils ne l'ont fait.

J'ai fait remarquer en effet :

(a) Que la portion méso-lobaire ou cortico-ganglionnaire du cerveau, celle qu'il nous importe le plus de connaître, était comprise entre deux plans verticaux et transverses, tangents : l'un, à l'extrémité antérieure (genou), l'autre, à l'extrémité postérieure (bourrelet) du corps calleux;

(b) Que ce bloc, mesurant horizontalement d'avant en arrière $0^{m}07$, correspondait en bas à l'étage moyen de la base du crâne, et, par suite, que son plan postérieur de section passait

PLANCHE III, fig. 11. — S. F. P., suture fronto-pariétale. — S. R., scissure de Rolando. — S. i. P., scissure interpariétale. — S. S., scissure de Sylvius. — S. P., scissure parallèle. — S. F. i., scissure frontale interne. — S. F. e. scissure frontale externe. — S. Pr. scissure précentrale. — 4. F., quatrième circonvolution frontale ou frontale ascendante. — 1. F., première frontale. — 2. F., deuxième frontale. 3. F., troisième frontale. — C. P. A., circonvolution pariétale ascendante. — L. P. s., lobule pariétal supérieur. — L. P. i., lobule pariétal intérieur ou du pli courbe. — P. C., pli courbe. — 1. T., 2. T., 3. T., première, deuxième et troisième circonvolutions temporaires.

par les points les plus reculés des bases des rochers et partant par les bords postérieurs des apophyses mastoïdes.

Prenant donc pour point de repère ces bords des apophyses mastoïdes, toujours à la portée de notre doigt, il suffit, pour obtenir les zones crâniennes qui correspondent aux zones cérébrales, de faire en avant de ce point sept tracés linéaires verticaux distants les uns des autres de 0m01. La figure 11 rend la chose manifeste.

Ainsi, si l'on consulte en même temps la figure 8 de la planche II, il est évident : que le lobule paracentral, qui mesure 0m03 d'avant en arrière, correspondra aux points culminants des 5e, 6e et 7e zones au moment où les circonvolutions centrales (frontale et pariétale ascendantes), abandonnant le versant convexe, se coudent pour former le versant médian ;

Que le centre moteur psychique, à cheval sur l'extrémité supérieure de la scissure de Rolando, occupera le même district en s'étendant plus ou moins en avant et en dehors ;

Que le pédicule de la circonvolution de Broca (troisième frontale gauche) se trouve à la partie inférieure de la deuxième zone.

Il serait superflu de donner d'autres exemples.

Est-il nécessaire de faire remarquer que pour répondre aux exigences de la pratique, il suffira de partager les zones crâniennes en quadrilles égaux? On arriverait ainsi à un état géographique positif rappelant naturellement à l'esprit les délimitations imaginées par Gall à propos des bosses.

Je prie M. Lagrange (Louis), mon premier aide d'anatomie interne à l'hôpital Saint-André, et M. Ferré (Gabriel), mon élève particulier, de recevoir l'expression publique de mes sentiments reconnaissants et affectueux pour le concours intelligent et dévoué qu'ils n'ont cessé de me prêter.

Je dois également des remerciements à MM. Gorry et Dehillotte, internes à l'Asile des aliénés.

Bordeaux. — Imp. G. Gounouilhou, rue Guiraude, 11.

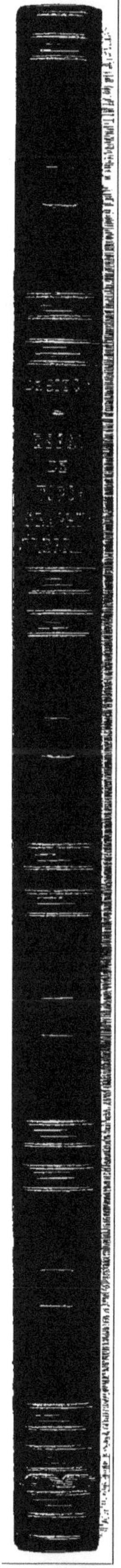

www.ingramcontent.com/pod-product-compliance
Lightning Source LLC
Chambersburg PA
CBHW050622210326
41521CB00008B/1343
9782011349163